Salman Ahmed

Como cultivar cálculos urinários e cristais gotosos em lâminas de vidro

Como cultivar cálculos urinários e cristais gotosos em lâminas de vidro

Salman Ahmed

Como cultivar cálculos urinários e cristais gotosos em lâminas de vidro

Explorando Morfologias, Percepções da Doença e Estratégias de Inibição à Base de Plantas

ScienciaScripts

Imprint

Any brand names and product names mentioned in this book are subject to trademark, brand or patent protection and are trademarks or registered trademarks of their respective holders. The use of brand names, product names, common names, trade names, product descriptions etc. even without a particular marking in this work is in no way to be construed to mean that such names may be regarded as unrestricted in respect of trademark and brand protection legislation and could thus be used by anyone.

Cover image: www.ingimage.com

This book is a translation from the original published under ISBN 978-620-7-47033-4.

Publisher:
Sciencia Scripts
is a trademark of
Dodo Books Indian Ocean Ltd. and OmniScriptum S.R.L publishing group

120 High Road, East Finchley, London, N2 9ED, United Kingdom
Str. Armeneasca 28/1, office 1, Chisinau MD-2012, Republic of Moldova, Europe
Printed at: see last page
ISBN: 978-620-7-61932-0

Como cultivar cálculos urinários e cristais gotosos em lâminas de vidro: Explorando Morfologias, Percepções da Doença e Estratégias de Inibição com Ervas

Salman Ahmed

Salman Ahmed,
Professor assistente,
Departamento de Farmacognosia,
 Faculdade de Farmácia e Ciências Farmacêuticas
 Universidade de Karachi,
Karachi-75270,Paquistão.
salmanahmed@uok.edu.pk

PREFÁCIO

A urolitíase, ou formação de cálculos urinários, envolve a formação de massas sólidas no sistema urinário, influenciada por factores dietéticos, genéticos e metabólicos. Os sintomas incluem dor intensa, hematúria e náuseas. O diagnóstico utiliza exames de imagem e urinálise para prevenção e orientação do tratamento. Os cálculos urinários, como o oxalato de cálcio, o fosfato de cálcio, o ácido úrico, a estruvite e a cistina, têm características e factores de risco distintos. A gestão inclui hidratação, ajustes na dieta, medicamentos e monitorização, com investigação contínua para um tratamento e prevenção mais eficazes. A gota, uma artrite inflamatória, resulta da acumulação de cristais de urato devido a níveis elevados de ácido úrico, influenciados pelo estilo de vida, genética e alimentação. Os sintomas incluem dor súbita e intensa nas articulações, inchaço e vermelhidão, afectando normalmente o dedo grande do pé. O tratamento envolve uma dieta pobre em purinas, hidratação, controlo do peso e medicamentos destinados a combater os cristais de monohidrato de urato monossódico (MSUM) e os cristais de pirofosfato de cálcio di-hidratado (CPPD), incluindo AINE, colchicina, corticosteróides e medicamentos para baixar o ácido úrico.

Várias formas cristalinas caracterizam o oxalato de cálcio (COM e CHPD), o pirofosfato de cálcio di-hidratado (CPPD) e o urato monossódico monohidratado (MSUM). Estas definições ajudam a identificar e a categorizar os cristais com base nas suas características morfológicas distintas, ajudando no diagnóstico e nas decisões de tratamento.

O Capítulo IV mostra que o crescimento de cristais dentro do gel é um método *in vitro* simples, descomplicado e económico, oferecendo cristais com morfologias e tamanhos diversos e facilitando a observação prática de várias fases do crescimento de cristais. A utilização do gel como meio revela-se vantajosa para o exame de doenças de deposição de cristais, incluindo a formação de placas ateroscleróticas, cálculos biliares, cristais gotosos e cálculos urinários.

O capítulo V explicou que o crescimento de cristais de whewellite ou oxalato de cálcio mono-hidratado (COM), brushite ou hidrogenofosfato de cálcio di-hidratado (CHPD) e urato monossódico mono-hidratado (MSUM) em lâminas de vidro foi investigado utilizando um modelo *in vitro* baseado em gel. A experiência utilizou um microscópio Nikon Eclipse E 400, uma câmara digital Ricoh CX4 e vários produtos químicos. Foram observadas morfologias distintas para cada tipo de cristal, fornecendo informações valiosas sobre os padrões de crescimento dos cristais. O estudo preliminar contribui para a compreensão e gestão de doenças como a urolitíase e a gota.

O Capítulo VI explora a inibição do crescimento de cristais de whewellite (COM) utilizando infusões (5-20%) de *Macrotyloma uniflorum*, *Phaseolus lunatus* e *Phaseolus vulgaris* em lâminas de vidro. Estas leguminosas, conhecidas pela sua atividade antiurolítica, foram investigadas quanto ao seu potencial na prevenção da formação de cálculos urinários. Os resultados indicaram diferentes graus de inibição, afectando a morfologia dos cristais. O estudo proporciona uma análise microscópica única e rápida, oferecendo uma visão das propriedades antiurolíticas destas plantas medicinais tradicionais, abrindo caminho para novas investigações.

Salman Ahmed
Doutoramento, M.Phil., B.Pharm.
Professor Assistente
Departamento de Farmacognosia
Faculdade de Farmácia e Ciências
Farmacêuticas
Universidade de Karachi
Karachi, Paquistão

Capítulo I

UROLITHIASIS

UROLITHIASIS

A urolitíase é uma doença caracterizada pela formação de massas sólidas ou cristais no sistema urinário. Estes cálculos podem desenvolver-se em várias partes do trato urinário, incluindo os rins, os ureteres, a bexiga e a uretra. A urolitíase é uma doença prevalente e frequentemente dolorosa com implicações médicas significativas. A urolitíase forma uma cascata de nucleação, crescimento, agregação e retenção de cristais nos túbulos renais. Os cristais minúsculos aderem geralmente à superfície urotelial e aumentam para partículas comparativamente maiores[1]. A formação de cálculos urinários é um processo multifatorial influenciado por factores alimentares. A ingestão elevada de certas substâncias, como o oxalato, o cálcio e as purinas (encontradas na carne), pode contribuir para a formação de cálculos. A desidratação, que concentra a urina, também aumenta o risco. Factores metabólicos como a hipercalciúria (excesso de cálcio na urina), a hiperoxalúria (excesso de oxalato na urina) e a hiperuricosúria (excesso de ácido úrico na urina) podem predispor os indivíduos à formação de cálculos urinários. Alguns indivíduos podem ter uma predisposição genética para a urolitíase. A história familiar pode afetar a probabilidade de desenvolver cálculos urinários[2].

Determinadas condições médicas, como infecções do trato urinário (ITU), doenças renais quísticas e doenças inflamatórias intestinais, podem aumentar o risco de formação de cálculos. Os sintomas da urolitíase incluem dor intensa (cólica renal), normalmente com origem nas costas ou no lado e que pode irradiar para a parte inferior do abdómen e para as virilhas. A hematúria (sangue na urina) provoca micções frequentes devido à presença de cálculos no trato urinário, bem como náuseas e vómitos. O diagnóstico da urolitíase inclui estudos imagiológicos (raios X, ultra-sons e tomografia computorizada (TC) - urinálise, tais como níveis elevados de cálcio, oxalato ou ácido úrico. A prevenção da urolitíase inclui a hidratação (a ingestão adequada de líquidos é crucial para a prevenção de cálculos urinários). Dependendo do tipo de cálculos, podem ser recomendados ajustes na dieta. Por exemplo, os indivíduos com tendência para a formação de cálculos de oxalato de cálcio podem ser aconselhados a limitar os alimentos ricos em oxalato, enquanto os indivíduos com tendência para a formação de cálculos de ácido úrico podem ter de reduzir a ingestão de purinas. A investigação em curso continua a fazer avançar a nossa compreensão da fisiopatologia dos cálculos urinários, conduzindo a estratégias de tratamento e prevenção mais eficazes [3].

Tipos de cálculos urinários:

1. Cálculos de oxalato de cálcio

Os oxalatos de cálcio são um dos tipos mais comuns, contribuindo significativamente para a prevalência da formação de cálculos urinários. Estes cálculos são constituídos por cristais de oxalato de cálcio e podem causar dor e desconforto consideráveis. Os cálculos de oxalato de cálcio formam-se quando existe um desequilíbrio entre os níveis de cálcio e de oxalato na urina. O oxalato é uma substância natural que se encontra em muitos alimentos, e o cálcio está presente na alimentação e é libertado dos ossos como parte do metabolismo normal. Quando a concentração de oxalato na urina é elevada e se combina com o cálcio, pode formar cristais. Com o tempo, estes cristais podem agregar-se e transformar-se em cálculos. A formação de cálculos de oxalato de cálcio é influenciada pela supersaturação da urina com iões de cálcio e oxalato. A supersaturação ocorre quando a concentração destes iões na urina excede a sua solubilidade, levando à precipitação de cristais. O pH da urina desempenha um papel importante na formação de cálculos de oxalato de cálcio. Uma urina mais ácida pode promover a formação de cristais de oxalato de cálcio. Uma acidez elevada pode resultar de uma dieta, de determinadas condições médicas ou de uma função renal comprometida. Concentrações mais elevadas de cálcio e oxalato na urina aumentam a probabilidade de formação de cristais e subsequente desenvolvimento de cálculos. Factores alimentares, predisposições genéticas e condições metabólicas podem influenciar a concentração destas substâncias. A ingestão inadequada de líquidos e a desidratação podem levar a uma urina concentrada, promovendo a cristalização do oxalato de cálcio. A hidratação adequada é uma medida preventiva fundamental contra a formação de cálculos urinários [4, 5]. Os cristais de oxalato de cálcio representam 50% dos cálculos urinários e são encontrados em três formas [6]. A forma mono-hidratada termodinamicamente estável ou whewellite (COM ; CaC O_{24} . H2O), a forma di-hidratada metaestável ou weddellite (COD ; CaC O_{24} .2H2O) e a forma tri-hidratada ou caoxite (COT ; CaC O_{24} .3H$_2$ O). O COM, principal componente dos cálculos urinários, é frequentemente acompanhado de pequenas quantidades de COD. Enquanto o COT resulta de uma indisposição bacteriana do trato renal [7].

Os cristais crescem geralmente de microns a vários centímetros. As pilhas de cristais microscópicos de COM aparecem como camadas de crescimento na forma de uma colina, conhecida como crescimento em colina. Estes cálculos estão ligados às pontas da papila renal e, quando se desprendem, impedem o fluxo de urina ou até mesmo a obstrução do ureter devido ao seu tamanho suficientemente grande. Os cristais de COM são grandes partículas catiónicas que apresentam mais iões de cálcio do que CQO na sua superfície. Estes iões têm uma maior afinidade para as moléculas aniónicas das membranas das células epiteliais renais e, por conseguinte, estabelecem fortes contactos de adesão com as células epiteliais renais, formam agregados estáveis em vez de serem excretados e causam a retenção de minerais nos canais colectores renais para a urolitíase[8].

A força adesiva do cristal COM é da seguinte ordem: (100) > (121) > (010) faces [9]. Estes cristais exibem áreas maiores da face (100), tendo a força de adesão mais considerável para formar agregados e ligações fortes para resistir ao seu desprendimento durante o fluxo de urina. Os cristais individuais de COM formam feixes de cristais ao empilharem-se uns sobre os outros; assim, numerosos feixes combinam-se para formar cálculos urinários. O COM tem um grande número de faces (100) como ponto de ligação com outros cristais, juntamente com as faces de crescimento mais rápido (121), (021) e (010). A estabilidade dos agregados de cristais depende das forças de adesão intermoleculares (como as ligações de van der Waals, de hidrogénio, iónicas e, raramente, covalentes) entre as faces dos cristais e os grupos funcionais específicos dos constituintes urinários e a afinidade por uma superfície [8]. Os inibidores de crescimento do oxalato de cálcio, como o citrato, o sulfato de condroitina, a inulina, a osteopontina, a albumina sérica, a proteína de Tamm-Horsfall e a transferrina, contêm uma elevada percentagem de grupos aniónicos (polianiões) com muitos resíduos de aminoácidos ácidos que participam na fosforilação e na glicosilação, ligando-se assim à superfície do oxalato de cálcio[10, 11]. Estas moléculas ricas em ácidos carboxílicos (por exemplo, ácido glutâmico e ácido aspártico) adsorvem-se às faces planas e de carga positiva do COM (100). Por outras palavras, estes inibidores mascaram os locais de ligação das faces (100) às células epiteliais renais. O excesso de carga negativa no(s) cristal(is) adsorvido(s) cria uma repulsão de carga em relação às células epiteliais renais com carga negativa, inibindo a ligação. Esta adsorção reduz a força adesiva destas faces (100) e impede a fixação de outros cristais. Estes fenómenos minimizam a taxa de crescimento dos cristais, inibindo os mecanismos clássicos de crescimento camada a camada. Este fenómeno resulta na redução do tamanho das faces durante o crescimento do cristal. Este retardamento do crescimento das faces COM (100) produz um hábito cristalino tabular. Esta interação inibidor-cristal com a superfície do cristal ocorre através de forças intermoleculares. A urina humana normal contém provavelmente factores que podem modular a cristalização do oxalato de cálcio em CQO. Os inibidores urinários do crescimento de cristais podem causar a cristalização preferencial de CQO em vez de CMO. Os cristais de CQO são encontrados em pessoas saudáveis e na urina de formadores de cálculos e são excretados regularmente durante a micção. A CQO apresenta uma área negligenciável de (100) faces para contactos de adesão. Contém faces dominantes (101) de fraca força de adesão no hábito bipiramidal. Assim, agregados e ligações menos estáveis reduzem a sua tendência para formar cálculos. Assim, a CQO desempenha um papel essencial na doença dos cálculos. A CQO tem contactos de fraca adesão com as células epiteliais e é, por isso, mais facilmente excretada. Assim, propõe-se que a formação de CQO *in vivo* protege contra a urolitíase[8, 11-13].

2. Pedras de fosfato de cálcio

Os cálculos de fosfato de cálcio formam-se quando há um excesso de cálcio e fosfato na urina, levando à precipitação e cristalização destes minerais. Os cristais podem agregar-se ao longo do tempo, formando cálculos nos rins ou noutras partes do trato urinário. Os principais tipos de cristais de fosfato de cálcio envolvidos na formação de cálculos são a hidroxiapatite e a brushite. As glândulas paratiróides hiperactivas podem aumentar os níveis de cálcio na urina, contribuindo para a formação de cálculos de fosfato de cálcio. A acidose tubular renal (ATR) ocorre quando os rins não conseguem acidificar corretamente a urina. Isto pode resultar num aumento do pH da urina, favorecendo a formação de cálculos de escovite. Alguns indivíduos podem ter uma predisposição genética para a formação de cálculos renais. Os factores genéticos podem influenciar a forma como o corpo absorve e processa o cálcio e o fosfato. A ingestão inadequada de líquidos pode levar a uma urina concentrada, promovendo a cristalização de iões de cálcio e fosfato[14].

O rim contém depósitos minerais em várias fases de sais de cálcio, como o oxalato de cálcio e o fosfato de cálcio. O hidrogenofosfato de cálcio di-hidratado ($CaHPO4.2H2O$) / brushite é uma forma estável de fosfato de cálcio, que existe sob a forma de cálculos renais e vesicais. A brushite ou CHPD pertence a um cristal de tipo monoclínico com dimensões de célula unitária: $a = 9,973$ Å, $b = 7,288$ Å, $c = 6,293$ Å e $\beta = 106,87°$. A CHPD entra na corrente sanguínea através de suplementos preparados, como cereais de pequeno-almoço, guloseimas para cães, farinhas enriquecidas, alimentos para aves de capoeira, produtos de massa, etc. O seu percurso na corrente sanguínea acaba por formar agregados de cristais (pedras). O crescimento dos cristais de CHPD ocorre devido à seguinte reação.

$CaCl_2 + H_3 PO_4$ --------> $CaHPO4 + 2HCl$ [15, 16].

A biomineralização é considerada muito importante nas ciências da vida no que respeita às doenças de deposição de cristais. Estas doenças, como os cálculos urinários e os cálculos biliares, estão associadas a microcristais que contribuem para danificar os tecidos e causar dor. A doença de deposição de cristais compreende uma cascata de efeitos mecânicos simples, resultando no bloqueio de condutas ou no endurecimento e enfraquecimento de tecidos flexíveis por agregação sucessiva e crescimento de cristais. O oxalato de cálcio e o fosfato de cálcio são os sais de cálcio mais comuns na doença do cálculo urinário. Os minerais de fosfato de cálcio são considerados iniciadores da formação de cálculos renais e da bexiga urinária. O hidrogenofosfato de cálcio di-hidratado (brushite), uma forma estável de fosfato de cálcio, é encontrado em várias condições patológicas, incluindo cálculos renais, algumas formas de artrite e cáries[17]. Estudos anteriores mostraram diferentes morfologias de cristais de CHPD colhidos pela técnica de gel de difusão simples como uma estrela, plaquetas[15, 18] agulha[15], plaquetas finas em forma de agulha, forma de lâmina com bordos curvos e uma tampa de caixão (natureza prismática) como[16], espada e folha[19]. A CHPD actua como um precursor da formação de apatite [Ca10 (PO4) 6 (OH)2], um mineral essencial para a formação de ossos. Encontra-se em várias condições patológicas, incluindo cálculos renais, algumas formas de artrite e cáries [20]. A brushite é considerada um precursor transitório das fases de fosfato octacálcico e hidroxiapatite. Assim, pensa-se que os minerais de fosfato de cálcio são o iniciador da formação de cálculos nos rins e na bexiga num ambiente fisiológico favorável[16].

3. Cálculos de ácido úrico

O ácido úrico é um subproduto da decomposição das purinas, substâncias naturais que se encontram em determinados alimentos e nas células do organismo. Normalmente, o ácido úrico dissolve-se na urina e é excretado de forma inofensiva. No entanto, em determinadas condições, como um pH urinário baixo e desidratação, o ácido úrico pode cristalizar e formar cálculos nos rins ou noutras partes do trato urinário. Uma dieta rica em alimentos ricos em purinas, como carnes vermelhas, carnes de órgãos e certos mariscos, aumenta a produção de ácido úrico e o risco de formação de cálculos. A ingestão inadequada de líquidos leva à concentração da urina, permitindo que os cristais de ácido úrico se precipitem e formem cálculos. A gota, um tipo de artrite causada pela acumulação de cristais de ácido úrico nas articulações, é um fator de risco significativo para a formação de cálculos urinários de ácido úrico. Condições como a obesidade, a tensão arterial elevada e a resistência à insulina, conhecidas coletivamente como síndrome metabólica, estão associadas a um risco acrescido de formação de cálculos de ácido úrico. Certas doenças genéticas, como a síndrome de Lesch-

Nyhan, podem levar a uma produção excessiva de ácido úrico, aumentando a probabilidade de formação de cálculos[21].

O ácido úrico é utilizado pelos répteis e pelas aves como meio de eliminar o excesso de azoto, embora o seja pelos mamíferos inferiores. É simplesmente um subproduto do metabolismo das purinas e é excretado na urina após conversão em alantoína pela enzima uricase. Esta enzima perdeu-se na evolução dos primatas superiores, incluindo os humanos, o que sugere que a hiperuricemia relativa confere alguma vantagem de sobrevivência ou reprodutiva. No entanto, apesar destes potenciais benefícios, o ácido úrico pode ser um ator principal em alguns processos prejudiciais, como a gota e a nefrolitíase[22]. Foram encontrados cristais de ácido úrico e sais de sódio no trato renal, nos tecidos intersticiais do rim e nos seus canais de recolha. O ácido úrico é também frequentemente observado como constituinte de cálculos urinários e tem uma elevada incidência de nefrolitíase, resultando em lesões renais graves [23-25]. O ácido úrico mono-hidratado e o ácido úrico di-hidratado são os componentes dos cálculos urinários de ácido úrico [[26, 27].

O urato monossódico monohidratado (MSUM) é o sal do ácido úrico no estado mono-ionizado. A nefropatia de ácido úrico e substâncias de urato está associada à formação de (MSUM), urato de amónio e ácido úrico no sistema do trato urinário. O MSUM de origem vesical é observado nos cálculos renais e actua como um promotor eficaz da cristalização do oxalato de cálcio. Os cristais de MSUM são constituídos por urato monossódico, um sal derivado do ácido úrico. Quando os níveis de ácido úrico no sangue estão elevados, o excesso de ácido úrico pode formar cristais nas articulações e nos tecidos moles. Estes cristais podem despoletar uma resposta inflamatória [28-31]. Os principais locais de cristalização do urato são a cartilagem articular, os tecidos moles periarticulares, as bursas, o osso epifisário e os rins. A presença de agulhas características ou de cristais de esferulite MSUM no líquido sinovial e nos leucócitos sinoviais indica fortemente a artrite gotosa[32].

4. Pedras de estruvite

Os cálculos de estruvite, também conhecidos como cálculos de infeção ou cálculos de fosfato triplo, consistem principalmente no mineral estruvite, uma combinação de magnésio, amónio e fosfato. Os cálculos de estruvite desenvolvem-se frequentemente no contexto de uma infeção do trato urinário causada por bactérias produtoras de urease, como *Proteus*, *Klebsiella* e *Staphylococcus*. Estas bactérias contribuem para a produção de iões de amónio e hidróxido, criando um ambiente alcalino que promove a formação de cristais de estruvite. A ureia, um componente padrão da urina, é hidrolisada pela ação da urease em iões de amónio e hidróxido. O aumento do amónio e a subida do pH criam condições favoráveis à precipitação de cristais de estruvite. Os cristais de estruvite podem agregar-se e formar cálculos na pelve renal ou noutras partes do trato urinário, levando ao desenvolvimento de cálculos de estruvite. As infecções crónicas ou recorrentes do trato urinário, especialmente as causadas por bactérias produtoras de urease, aumentam significativamente o risco de formação de cálculos de estruvite. As mulheres grávidas podem ser mais susceptíveis a infecções do trato urinário, aumentando o risco de formação de cálculos de estruvite. As anomalias estruturais do trato urinário, como pedras nos rins, obstrução ou retenção urinária, podem criar condições propícias ao desenvolvimento de cálculos de estruvite. A utilização prolongada de cateteres urinários, particularmente em ambientes de cuidados de saúde, pode introduzir bactérias e aumentar o risco de formação de cálculos associados a infecções. As condições que afectam a função nervosa e o controlo da bexiga, como a lesão da medula espinal ou perturbações neurológicas, podem contribuir para o desenvolvimento de cálculos de estruvite[33].

5. Pedras de cistina

Os cálculos de cistina são um tipo de cálculo relativamente pouco frequente mas difícil de tratar. Estes cálculos são compostos principalmente pelo aminoácido cistina, um bloco de construção das proteínas. Os cálculos de cistina são conhecidos pela sua tendência para a recorrência e pela sua resistência a tratamentos convencionais específicos. Os cálculos de cistina formam-se devido a uma doença genética conhecida como cistinúria. A cistinúria é uma doença hereditária caracterizada pela reabsorção deficiente dos aminoácidos cistina, ornitina, lisina e arginina (COLA) nos rins. Entre estes, a cistina é o menos solúvel e propenso à cristalização, levando à formação de cálculos renais. As mutações nos genes responsáveis pelo transporte dos aminoácidos COLA nos túbulos renais causam cistinúria. O mecanismo de transporte defeituoso resulta em níveis aumentados de cistina na urina, promovendo a formação de cristais de cistina. Os cristais de cistina podem agregar-se ao longo do tempo, formando cálculos nos rins ou noutras partes do trato urinário. Os cristais têm uma forma hexagonal e são relativamente macios em comparação com outros tipos de cálculos. Os cálculos de cistina estão principalmente associados a uma predisposição genética. Os indivíduos com uma história familiar de cistinúria têm um risco acrescido. As mutações responsáveis pela cistinúria são herdadas de forma autossómica recessiva, o que significa que um indivíduo tem de herdar um gene mutado de ambos os pais para desenvolver a doença. A cistinúria afecta tanto os homens como as mulheres e os sintomas surgem frequentemente na infância ou na adolescência. Ao contrário de outros cálculos urinários, os factores alimentares não contribuem diretamente para a formação de cálculos de cistina. No entanto, manter uma hidratação adequada e uma dieta equilibrada pode beneficiar a saúde dos rins[34].

Capítulo II

GOUT

GOUT

A gota é uma forma de artrite inflamatória caracterizada por ataques súbitos e graves de dor, inchaço, vermelhidão e sensibilidade nas articulações, afectando mais frequentemente a base do dedo grande do pé. As articulações afectadas ficam inchadas, vermelhas e sensíveis. A inflamação é frequentemente acompanhada de calor na zona afetada. A dor e o inchaço podem limitar a amplitude de movimento da articulação afetada, tornando os movimentos difíceis. A gota tende a manifestar-se em ataques episódicos, com períodos de remissão entre os episódios. Com o tempo, se não forem tratados, os ataques de gota podem tornar-se mais frequentes e envolver várias articulações. A gota é causada pela acumulação de cristais de urato nas articulações e nos tecidos circundantes. A gota é reconhecida há séculos e está frequentemente associada a factores de estilo de vida e a escolhas alimentares. A adoção de uma dieta pobre em alimentos ricos em purinas, como carnes de órgãos, marisco e certos tipos de álcool, pode ajudar a prevenir a exacerbação da gota. Manter-se bem hidratado ajuda a eliminar o ácido úrico do corpo, reduzindo o risco de formação de cristais. Manter um peso saudável é crucial para prevenir a gota, uma vez que a obesidade é um fator de risco para o desenvolvimento e recorrência de ataques de gota. Os indivíduos com gota podem ser submetidos a uma monitorização regular dos níveis de ácido úrico e da função renal global para gerir e prevenir futuros ataques.

A gota é causada principalmente pela acumulação de ácido úrico no sangue, uma condição conhecida como hiperuricemia. O ácido úrico é um subproduto da decomposição das purinas presentes em determinados alimentos e produzidas pelo organismo. Quando o ácido úrico no sangue é demasiado elevado, pode formar cristais de urato. Estes cristais podem acumular-se nas articulações, nos tendões e nos tecidos circundantes, provocando inflamação e os sintomas característicos da gota.

A gota apresenta-se normalmente como uma dor súbita e intensa nas articulações, afectando frequentemente a base do dedo grande do pé. Outras articulações normalmente afectadas incluem os tornozelos, joelhos, cotovelos, pulsos e dedos.

Os anti-inflamatórios não esteróides (AINEs), a colchicina e os corticosteróides são normalmente utilizados para controlar a dor e a inflamação durante os ataques agudos de gota. Medicamentos como o alopurinol e o febuxostat são prescritos para baixar os níveis de ácido úrico no sangue, prevenindo a formação de cristais de urato e reduzindo a frequência dos ataques de gota. As alterações na dieta, a redução da ingestão de alimentos ricos em purinas e a limitação do consumo de álcool podem ajudar a gerir a gota. Manter um peso saudável e manter-se hidratado também são importantes. Em alguns casos, a aspiração da articulação para remover o excesso de líquido ou injecções de corticosteróides diretamente na articulação afetada podem ser recomendadas para ataques de gota graves ou persistentes.

Os cristais gotosos são cristais microscópicos que se formam nas articulações e nos tecidos circundantes, causando os sintomas característicos da gota. O principal tipo de cristais associados à gota são os cristais de urato monossódico monohidratado (MSUM). Estes cristais precipitam-se a partir de níveis elevados de ácido úrico no sangue, uma condição conhecida como hiperuricemia. A formação de cristais de MSUM desencadeia a inflamação e o início súbito de ataques dolorosos de gota. Embora os cristais de MSUM sejam o principal foco da gota, é importante mencionar outro tipo de cristais, os cristais de pirofosfato de cálcio di-hidratado (CPPD), que podem contribuir para uma forma diferente de artrite conhecida como pseudogota[35-37]. Os cristais de CPPD são compostos por pirofosfato de cálcio di-hidratado, um sal. Os cristais de CPPD formam-se quando existe um excesso de cálcio e fosfato no líquido sinovial das articulações. Ocorrem frequentemente no contexto do envelhecimento e de condições degenerativas das articulações. Os cristais de CPPD têm forma de losango e podem ser observados ao microscópio. Apresentam birrefringência positiva, aparecendo azuis quando alinhados paralelamente ao eixo do microscópio de exame. Os cristais de CPPD estão associados a uma doença chamada pseudogota, que imita os sintomas da gota. A pseudogota caracteriza-se por uma inflamação súbita e dolorosa das articulações, afectando frequentemente os joelhos, os pulsos e os ombros[38, 39].

Capítulo III

FORMAS DE OXALATO DE CÁLCIO, FOSFATO DE CÁLCIO E CRISTAIS DE URATO

FORMAS DE OXALATO DE CÁLCIO, FOSFATO DE CÁLCIO E CRISTAIS DE URATO

Os cristais de oxalato de cálcio (COM e CHPD) estão presentes com as seguintes características morfológicas. As formas relatadas de COM são agulhas, prismáticas, plaqueadas ou em forma de plaquetas[12]; bordos arredondados, forma de donut, [40]; aglomerado solto mais pequeno, maior e compacto, forma de flor / partículas compostas[41]; prismático, tetragonal bipiramidal COD [42]; em forma de X [43]. Entretanto, o COD é de forma bipiramidal tetragonal[43]. Os cristais de CHPD são descritos como estrelas, plaquetas, agulhas[15, 18], plaquetas finas em forma de agulha, forma de lâmina com bordos curvos e uma tampa de caixão (natureza prismática) como[16], em forma de espada e de folha[19]. Os cristais de mono-urato de sódio mono-hidratado (MSUM) estão presentes sob a forma de agulhas ou esferulite [32]. Estas formas cristalinas são definidas da seguinte forma.

1. **Forma de lâmina com bordas curvas:** Cristais com uma forma plana e alongada que se assemelha a uma lâmina, muitas vezes com bordas curvas. Estes cristais podem exibir uma estrutura fina e plana com um certo grau de curvatura ao longo do seu comprimento.

2. **Em forma de donut:** Cristais com um buraco central ou vazio semelhante a um donut. Esta forma pode ser observada em certos tipos de cristais ou partículas compostas.

3. **Forma de flor / Partículas compostas:** Cristais ou partículas dispostos numa estrutura semelhante a uma flor. Estas envolvem tipicamente um ponto central que irradia estruturas semelhantes a pétalas formadas por cristais ou partículas individuais.

4. **Cristais em forma de folha:** Estes cristais têm uma forma que lembra uma folha. Estes cristais têm frequentemente uma estrutura plana, fina e larga com um contorno definido semelhante a uma folha.

5. **Aglomerado solto, mais pequeno, maior e compacto:** Aglomerados são aglomerados de cristais ou partículas. Neste contexto:

   a. **Aglomerado solto mais pequeno:** Um aglomerado solto de cristais mais pequenos.

   b. **Aglomerado maior:** Um aglomerado de cristais maiores.

c. **Aglomerado compacto:** Um aglomerado de cristais densamente compactados, muitas vezes com um espaço mínimo entre eles.

6. **Agulhas são longas** e finas Os cristais assemelham-se a agulhas ou hastes. Têm um rácio de aspeto elevado, com uma dimensão significativamente mais longa do que as outras.

7. **Platy ou em forma de plaqueta:** Cristais planos e finos, semelhantes a um prato ou disco. Têm frequentemente um aspeto bidimensional.

8. **Prismático:** Os cristais com forma de prisma são tipicamente alongados com faces planas e paralelas. Podem ter uma secção transversal retangular ou hexagonal.

9. **As bordas redondas são cristais** com uma forma geralmente arredondada ou circular. As arestas e os cantos não são bem definidos, dando ao cristal uma aparência suave.

10. **Os cristais em forma de esferulite** referem-se a uma formação cristalina caracterizada por uma disposição esférica ou globular de pequenas estruturas cristalinas. Estas estruturas irradiam para o exterior a partir de um ponto central, criando uma aparência global esférica ou

aproximadamente esférica. A "esferulite" é frequentemente utilizada para descrever agregados minerais ou outros materiais onde os cristais cresceram num padrão radiante.

11. **Os cristais tipo espada são cristais com** uma forma que se assemelha a uma espada. Normalmente, têm uma estrutura longa e esguia com uma ponta pontiaguda, atingindo o contorno geral de uma espada.

12. **Tetragonal Bipiramidal:** Cristais com uma forma bipiramidal caracterizada por duas estruturas piramidais unidas nas suas bases. As bases são quadrilaterais no caso dos cristais bipiramidais tetragonais.

13. **Em forma de X:** Cristais que exibem uma estrutura em forma de X ou em forma de cruz. Isto pode ocorrer devido ao arranjo ou padrão de crescimento das faces do cristal.

CAPÍTULO IV
UROLITÍASE EM GEL

UROLITÍASE EM GEL

A urolitíase é uma doença prevalente que afecta milhões de pessoas em todo o mundo. A formação de cálculos no trato urinário pode causar dores excruciantes e levar a complicações graves se não for tratada. Para melhor compreender e tratar a urolitíase, os cientistas têm procurado abordagens inovadoras, uma das quais envolve o desenvolvimento de um modelo *in vitro* utilizando gel. Este ensaio explora a evolução deste modelo *in vitro* inovador, desde a sua concetualização como uma ideia visionária até à sua concretização bem sucedida como uma ferramenta valiosa na investigação da urolitíase.

A jornada do modelo *in vitro* para urolitíase em gel começou com um conceito visionário enraizado na necessidade de uma plataforma experimental mais exacta e controlada. Os métodos tradicionais muitas vezes não conseguem imitar as condições intrincadas do trato urinário, dificultando o progresso na compreensão da formação e tratamento dos cálculos. A visão era criar um sistema *in vitro* que pudesse reproduzir a complexa interação dos factores que contribuem para a urolitíase num ambiente controlado[44]. O modelo baseado em gel apresentava uma solução atractiva, uma vez que podia simular mais de perto as condições fisiológicas do trato urinário do que os métodos convencionais. Os investigadores imaginaram uma matriz de gel que pudesse imitar a composição e as propriedades do tecido renal, fornecendo uma plataforma para estudar a formação e dissolução de cálculos de uma forma controlada e reprodutível. A transição da visão para a realidade exigiu um desenvolvimento e uma conceção meticulosos. Os cientistas embarcaram numa extensa jornada de investigação e experimentação para identificar a matriz de gel mais adequada que pudesse replicar fielmente as propriedades do ambiente renal. Foram efectuadas inúmeras iterações e aperfeiçoamentos para alcançar o equilíbrio desejado entre realismo e controlabilidade. A escolha da matriz de gel desempenhou um papel fundamental na determinação do sucesso do modelo. Os hidrogéis, com as suas propriedades de absorção de água e biocompatibilidade, surgiram como pioneiros. Os investigadores fizeram experiências com várias formulações, ajustando parâmetros como a rigidez, a porosidade e a composição para criar um gel muito semelhante ao tecido renal. As colaborações entre cientistas de materiais, bioengenheiros e urologistas foram cruciais para aperfeiçoar o design do gel e obter as características desejadas. Um desafio crítico no desenvolvimento do modelo *in vitro* foi simular com precisão as condições fisiológicas do trato urinário. O modelo baseado em gel pretendia reproduzir o ambiente dinâmico do rim, onde factores como a composição da urina, a dinâmica do fluxo e as interacções celulares desempenham um papel crucial na formação de cálculos. Estes elementos foram incorporados na matriz do gel, o que exigiu uma colaboração interdisciplinar e tecnologia de ponta. Foram integrados sistemas microfluídicos para imitar o fluxo de urina através dos túbulos renais, permitindo aos investigadores estudar o impacto de diferentes taxas de fluxo na formação de cálculos. A inclusão de células uroteliais na matriz de gel acrescentou uma dimensão celular ao modelo, permitindo uma compreensão mais abrangente dos processos biológicos envolvidos na urolitíase.

À medida que o modelo *in vitro* baseado em gel foi tomando forma, foram realizados processos rigorosos de validação e otimização para garantir a sua fiabilidade e relevância. Foram realizados estudos comparativos com modelos in vivo e *in vitro* existentes para validar a exatidão do modelo baseado em gel na reprodução de processos de urolitíase. Os investigadores aperfeiçoaram o modelo com base no feedback dos resultados experimentais, optimizando continuamente a matriz do gel e as condições experimentais. O processo de validação envolveu análises abrangentes, incluindo técnicas de imagiologia, ensaios bioquímicos e exames histológicos. O modelo baseado em gel demonstrou resultados promissores, reflectindo de perto os padrões de formação de cálculos observados em contextos clínicos. Este sucesso estimulou esforços adicionais de refinamento e otimização, com os investigadores a esforçarem-se por aumentar a fidelidade e a versatilidade do modelo. A realização bem sucedida do modelo *in vitro* baseado em gel constituiu um marco significativo na investigação da urolitíase. A capacidade do modelo para imitar de perto as condições fisiológicas ofereceu oportunidades sem precedentes para estudar os mecanismos de formação de cálculos, identificar factores de risco e explorar potenciais intervenções terapêuticas.

Os investigadores começaram a utilizar o modelo baseado em gel para investigar o impacto de factores dietéticos, predisposições genéticas e influências ambientais na urolitíase. O ambiente controlado fornecido pela matriz de gel permitiu a exploração sistemática destas variáveis, lançando luz sobre a natureza multifacetada da formação de cálculos urinários.

No desenvolvimento de medicamentos, o modelo baseado em gel revelou-se inestimável para o rastreio e teste de potenciais terapêuticas. As condições controladas facilitaram a avaliação da eficácia e da segurança dos medicamentos num ambiente realista, simplificando a linha de desenvolvimento de medicamentos para tratamentos da urolitíase.

Embora o modelo *in vitro* baseado em gel para a urolitíase tenha alcançado um sucesso notável, persistem desafios e vias de melhoria. Um dos desafios actuais é a necessidade de um aperfeiçoamento contínuo da matriz do gel para melhor imitar o microambiente do rim. Prevê-se que os avanços nos biomateriais e na engenharia de tecidos contribuam para a evolução contínua do modelo, aumentando a sua relevância fisiológica.

Outra área de exploração envolve a integração de modalidades de imagem avançadas e técnicas analíticas para monitorizar a formação e dissolução de cálculos em tempo real na matriz de gel. A incorporação de algoritmos de inteligência artificial para análise e interpretação de dados é promissora na extração de conhecimentos significativos dos conjuntos de dados complexos gerados pelo modelo.

A cristalização do sal da água do mar através da queima de louça de barro é considerada um dos métodos de cristalização mais antigos. A história do crescimento de cristais em meio de gel começou quando os cristais de iodeto de chumbo cresceram em geleia de fruta e compota. A formação do anel de Liesegang em gel transforma a história do crescimento de cristais de meios aquosos para meios não aquosos. As contribuições teóricas e experimentais desenvolveram o "crescimento de cristais em gel" como uma técnica *in vitro*. O desenvolvimento de cristais de oxalato, fosfato e urato tornou possível o crescimento de cristais urinários em gel. O efeito promotor ou inibidor dos extractos de ervas no crescimento de cristais urinários fornece uma via para a avaliação *in vitro* dos factores de risco ou da gestão profilática dos cálculos urinários.

O crescimento de cristais no gel é uma técnica *in vitro* simples, fácil e pouco dispendiosa que permite obter cristais de diferentes morfologias e tamanhos e observar de forma prática as fases de crescimento dos cristais[45]. O meio de gel é benéfico para o estudo de doenças de deposição de cristais, como a formação de placas ateroscleróticas, cálculos biliares, cristais de gota e cálculos urinários[46]. O meio de gel é quimicamente inerte, evita a turbulência e fornece uma estrutura de locais de nucleação separados para o crescimento de um único cristal. A natureza densa do gel, a temperatura e o pH assemelham-se às condições fisiológicas humanas. No entanto, o tamanho, a qualidade e a quantidade do cristal em crescimento durante a experiência não podem ser previstos[47, 48]. O princípio básico desta técnica é geralmente explicado da seguinte forma

"Quando se permite que a concentração específica de dois compostos adequados se difunda num gel. Estes compostos reagem quimicamente com os reagentes presentes no gel, formando um precipitado de bandas ou anéis periódicos (padrões de Liesegang) e conduzindo ao crescimento de cristais insolúveis do composto requerido" [45, 47].

A cristalização patológica causa placas ateroscleróticas, cálculos biliares, gota e cálculos urinários. O processo de crescimento dos cristais é muito complexo. Por conseguinte, o estudo para determinar se a cristalização promove ou inibe factores é essencial [49, 50]. A observação direta da cristalização não é possível em modelos *in vivo*, e o mecanismo permanece inexplicado. Os modelos *in vitro* permitem a observação direta do crescimento de cristais e a determinação do significado da promoção, modulação ou inibição de cristais indesejados. O crescimento de cristais patológicos em gel e extractos e sumos de plantas fornece informações essenciais sobre a promoção, modulação ou inibição da cristalização através da comparação das alterações. Estas alterações incluem a forma, o tamanho, a transparência, o número aproximado e a massa total dos cristais[49]. Em caso de inibição, assegura a gestão profiláctica através da avaliação da nucleação, crescimento e agregação de cristais em crescimento. Por conseguinte, esta técnica *in vitro* proporciona uma abordagem multidisciplinar para caraterizar os cristais crescidos e ajuda a formular uma estratégia para prevenir ou dissolver os cristais urinários. Em caso de promoção, ou seja, um aumento do tamanho e do número de cristais dará uma ideia dos factores de risco [51]. A técnica do gel não se limita aos cristais urinários. Tem sido aplicada para fazer crescer outros cristais patológicos e cristais de hormonas sexuais como o colesterol, a hidroxiapatite, a progesterona e a testosterona [52-55]. A cristalização pela técnica de difusão em gel foi dividida em cinco métodos: reação química, redução química, diluição complexa, redução da solubilidade e método eletrolítico. Os métodos de reação química são classificados como de difusão simples e dupla [56-62]. Assim, os cristais urinários têm sido cultivados utilizando um método de reação química. Assim, a contribuição deste método é mencionada no inquérito. As contribuições e os resultados desta jornada bem sucedida são destacados na Tabela 1.

A mesma técnica é atualmente aplicada com êxito em diferentes domínios da biotecnologia e da nanotecnologia.

Quadro 1: Antecedentes históricos da urolitíase em gel.

Ano	Contribuintes	Conclusões / Contribuições	Referências
Antes da Era Cristã	Não documentado	Cristalização do sal da água do mar por queima de louça de barro (evaporação).	
12th - 13th século	Geber (Jabir Ibn Hayyan, o grande químico muçulmano)	Descreveu a purificação de materiais por recristalização, sublimação e destilação.	
1540	Birringuccio	Registou a lixiviação do salitre e a sua purificação por recristalização.	
1556	Agricola	Partilhou a cristalização do alúmen e do vitríolo.	
1611	Kepler	Partilhou o princípio das formas cristalográficas.	
1602	Caesalpinus	Observação de cristais de alúmen, salitre, açúcar e vitríolo em soluções.	[63]
1665	Hooke	Reivindicação da disposição microscópica de partículas esféricas para formar um cristal.	
1669	Nicolau Steno	Crescimento de cristais por adição de material do exterior e não por modo vegetativo.	
1773	Bergman	Os cristais partem-se em unidades mais pequenas (clivagem do cristal) e a repetição da formação da unidade mais pequena é responsável pelo crescimento do cristal.	

1795	Lowitz	A super saturação da solução é necessária para a formação de cristais.	
1813	Schweigger	O tamanho mínimo dos núcleos de cristal é necessário para iniciar a cristalização.	
1815	Weiss	Derivou os sistemas de cristais.	
1824	Verber	O arranjo do tipo treliça é responsável pela formação do cristal.	
1849	Bravais	Derivou 14 tipos de redes cristalinas.	
1878	Gibb	Determinou a energia de superfície livre mínima total necessária para gerar um núcleo para a cristalização.	
1882	Gernez	Taxa de crescimento de cristais medida quantitativamente.	
1885	Curie	A adsorção camada a camada de átomos ou moléculas é responsável pelo crescimento do cristal.	[64]
1886	Ostwald	Explicação dos fenómenos de nucleação que suportam a formação do anel de Liesegang.	[65]
1891	Casamento	Observação de cristais de iodeto de chumbo em geleias e compotas de fruta.	[66]
1896	Liesegang	Observou-se a formação de anéis de Liesegang no gel.	[67]
1897	Ostwald	A supersaturação provoca a formação de anéis de	

		Liesegang.	
1898	Tampão	Processo de nucleação medido quantitativamente para formar o cristal.	[63]
1900	Ostwald	Derivou a fórmula termodinâmica para o aumento da solubilidade de partículas pequenas. Explicou a dependência da solubilidade em relação ao tamanho das partículas.	
1911	Hatschek	Foi o primeiro a referir que os cristais crescem melhor em gel de sílica do que em gelatina ou ágar, sendo os próprios anéis de Liesegang constituídos por cristais substanciais. Efectuou um estudo sistemático da distribuição do tamanho das partículas nestes anéis.	[68]
1913	Dreaper	Difusão dos reagentes através dos poros capilares do gel, contribuindo para a formação eficaz de cristais.	[69]
	Bragg	Determinação da estrutura cristalina de raios X.	[63]
1914	Johnston	Técnica de difusão para o crescimento de compostos.	
1917	Holmes	Utilização de gel de sílica menos ácido para produzir sais cristalinos que não são possíveis em gel ácido. Cultivar em gel de sílica placas hexagonais de iodeto de chumbo, agulhas de iodeto de mercúrio, folhas de acetato de prata e cristais romboédricos de fosfato	[70]

		monossódico.	
1923	Davies	A influência da luz no crescimento de cristais.	[71]
1926	Lloyd	Estudo preliminar sobre as estruturas de gel.	[45]
	Holmes	Utilizou o processo de diálise dos géis para eliminar o excesso de reagentes interferentes para a difusão de componentes em tubos em U.	
	Endres	Observou-se o crescimento de cristais de gelo no gelado e de cristais de tartarato no queijo.	
	Fells e Firth	Verificou-se que os poros capilares do gel de sílica são o centro de crescimento dos cristais.	[72]
1931	Morse e Donnay	Investigação da estrutura tridimensional de esferulitos.	[73]
1947	Prancha	Proposta de um mecanismo iónico para a formação de gel de sílica e sílica-alumina.	[74]
1949	Frank	O crescimento dos cristais ocorre em espiral através de um processo contínuo.	[75]
1965	Hektisch *et al.*	Descreveu uma técnica de cres Além disso, partilhou que o cr utilização completa dos reagen	[76]
1966	Kurz	Cristais de iodeto de mercúrio em gel de sílica.	[77]
		Cristais de cloreto de mercúrio	[78]

		em gel de sílica.	
1967	Dennis e Henisch	A nucleação do cristal no gel d concentração e impurezas.	[79]
1968	Halberstadt e Henisch	Nucleação de cristais em gel ir aditivos.	[45]
	Kratochvil *et al.*	Crescimento de cristais de ouro hexagonais e triangulares pelo método de reação química em sílica gel.	[57]
1969	Kurz	Agulhas crescidas e cristais de tartarato ácido de potássio de forma romboédrica pelo método de reação química em sílica gel.	[58]
1971	Březina e Havrankova	Cristais únicos de di-hidrogenofosfato de potássio cultivados em gel de ágar.	[80]
1973	Banks *et al.*	Cristais de CHPD, AMPH, hidrogenofosfato de estrôncio e hidrogenofosfato de bário cultivados em gelatina.	[81]
1975	Bisaillon e Tawashi	Crescimento de cristais COM e COD simples, bipiramidais e em forma de roseta em gel de sílica e gelatina.	[82]
1976	Cody	Cristais de gesso crescidos em gel de bentonite.	[83]
	Březina	Crescimento do hidrogenofosfato de chumbo (II) em gel de poliacrilamida.	[84]
1978	Martin e Haendler	Gel preparado no interior do tubo horizontal aberto em ambas as extremidades.	[85]

Ano	Autor(es)	Descrição	Ref.
1980	Patel e Rao	Método de gel modificado para facilitar o crescimento de cristais únicos maiores.	[86]
1981	Arora	Equipamento modificado para	[61]
1982	Arend e Connelly	Utilizámos gel de tetrametoxisilano para o crescimento de cristais.	[87]
	Lefaucheux *et al.*	Comparação entre cristais cultivados em gel e em solução.	[88]
1985	Barber e Simpson	Resinas de permuta iónica utilizadas para uma melhor cristalização.	[89]
1986	Henisch e Garcia-Ruiz	Explicação da formação do ane e calculou as massas do anel d com base num algoritmo simpl	[90]
1988	Henisch	Concebeu um programa de computador simples, para registar as oscilações da taxa de crescimento durante a formação dos anéis de Liesegang.	[91]
	Sperka	Discutiu as principais características do crescimento de cristais em géis.	[48]
1990	Cipanov *et al.*	Apresentou investigações experimentais e teóricas dos processos de nucleação da formação de cristais de tartarato de cálcio em gel.	[92]
1991	Chernavskii *et al.*	Hélices explicadas tipo padrão Liesegang.	[93]
	Plovnick	Os cristais de CHPD crescidos a partir de cálcio quelatado com EDTA em gel	[94]

		de ágar foram caracterizados por IR, SEM e XRD.	
1993	Kalkura *et al.*	Cristais de ácido úrico di-hidratado em tetrametoxisilano e sílica gel.	[95]
	Irusan *et al.*	Os extractos das plantas *Phyllanthus niruri* e *Ocimum sanctum* inibiram os cristais de CHPD dendríticos e em forma de agulha pelo método de difusão simples em gel de sílica.	[96]
1994	Chopard *et al.*	Anéis, bandas e espirais do tipo Liesegang observados.	[97]
1995	Girija *et al.*	Os cristais hexagonais de cistina cresceram por métodos de difusão simples e foram analisados por IR e XRD.	[98]
	Kalkura	Cristais MSUM esferulíticos e em forma de arco crescidos em tetrametoxisilano e sílica gel e caracterizados por IR, TGA e XRD.	[32]
1996	Srinivasan e Natarajan	Cristais de COM, CHPD e AMPH crescidos pelo método de difusão simples e dupla.	[99]
	Garcia-Ruiz	A cinética da formação do padrão de Liesegang em meio de gel não é afetada pela gravidade.	[100]
1997	Natarajan *et al.*	Observou o efeito promotor e inibidor dos extractos ou sumos de *Ananas comosus, Borassus flabellifer, Citrus limon, Cocos nucifera,*	[49]

		Lycopersicon esculentum, Tamarindus indica, Tribulus terrestris, Vitis vinifera (frutos); *Dolichos biflorus, Hordeum vulgare* (grãos ou sementes); *Mentha spicata* (folhas); *Mimosa pudica, Hibiscus rosa-sinensis* (planta); *Raphanus sativus* (raízes); *Musa sapientum* (caule) em cristais de COM , CHPD e AMPH cultivados por métodos de difusão simples e dupla. Os mesmos cristais foram caracterizados por XRD e medição da densidade.	
1998	Sivakumar *et al.*	Cristais de hidrogenofosfato de cálcio anidro (monetite) e CHPD de forma dendrítica, plana e triangular crescidos em gel de sílica e caracterizados por FT-IR, TGA e XRD.	[101]
2002	Ramachandran e Natarajan	Cristais de tirosina em forma de agulha e de esferulite foram produzidos por métodos de difusão simples e dupla. Os cristais crescidos foram caracterizados por medição da densidade, FT-IR, TGA e XRD.	[102]
		Cristais de ácido hipúrico rectangulares e plaqueados crescidos em gel de sílica pelo método de dupla difusão. Os cristais crescidos foram caracterizados por medição da densidade, FT-IR, TGA e XRD.	[103]

2003	Joshi e Joshi	Cristais de CHPD em forma de plaquetas e agulhas foram produzidos pelo método de difusão simples em gel de sílica. Os cristais foram analisados por FTIR e TGA.	[104]
2004	Ramachandran e Natarajan	Cristais de L-cistina de forma hexagonal crescidos em gel de sílica pelo método de dupla difusão. Estes cristais crescidos foram caracterizados por medição da densidade, FT-IR, TGA e XRD.	[105]
	Kalkura *et al.*	Os cristais de hidroxiapatite HA, de forma plana e esferulítica, foram cultivados em gel de sílica pelo método de difusão simples.	[106]
2005	Joseph *et al.*	A decocção de frutos de *Tamarindus indica* e o ácido tartárico inibiram o crescimento de cristais de CHPD cultivados pelo método de difusão simples.	[15]
	Ramachandran e Natarajan	Cristais de ácido hipúrico trapezoidal e platinado crescidos em gel de sílica pelo método de difusão simples e caracterizados por XRD e valores de densidade.	[107]
	Joshi *et al.*	Os extractos de frutos de *Tribulus terrestris* e de folhas de *Bergenia ligulata* inibiram o crescimento de cristais de COM cultivados em gel de sílica pelo método de dupla difusão.	[108]
	Parekh e Joshi	O ácido cítrico inibiu o	[18]

		crescimento de cristais de CHPD alongados, em forma de plaquetas e em forma de estrela pelo método de difusão simples em gel de sílica.	
2007	Sundaramoorthi e Kalainathan	Cristais de hidrogenofosfato de bário crescidos por métodos de difusão simples e dupla em gel de sílica. Os cristais crescidos foram analisados por XRD, TGA/DTA e SEM.	[109]
	Kanchana *et al.*	A taxa de nucleação do cristal de brushite cultivado em gel reduziu-se mais no laser do que no meio exposto à luz solar. Os resultados foram analisados por XRD, TGA/DTA e SEM.	[110]
2008	Chauhan *et al.*	Cristais de AMPH dendríticos, prismáticos, rectangulares e em forma de estrela foram produzidos pelo método de difusão simples utilizando sílica gel. Estes cristais foram caracterizados por XRD, FT-IR, TGA e estudos dieléctricos.	[111]
	Chauhan e Joshi	O sumo de *Citrus medica* inibiu o crescimento de cristais de AMPH utilizando o método de difusão simples.	[112]
	Parekh *et al.*	Os extractos de *Boswellia serrata* (resina de goma), *Tribulus terrestris* (frutos), *Rotula aquatica, Boerhaavia diffusa* (raízes) e *Commiphora wightii* (planta)	[113]

		inibiram o crescimento de cristais de HA cultivados pelo método de difusão simples. A caraterização dos cristais crescidos foi confirmada por XRD, FT-IR e estudo dielétrico.	
2009		Extrato de raízes de *Aerva lana* *Rotula aquatica* ; a goma-resin Cristais MSUM cultivados pel foram caracterizados por FT-II TGA.	[114]
	Chauhan *et al.*	O sumo do fruto de *Commiphora wightii* inibiu os cristais de AMPH dendríticos, prismáticos, rectangulares, estrelados e em forma de agulha cultivados pelo método de difusão simples.	[115]
	Madhurambal *et al.*	Cristais de CHPD em forma de plaquetas e agulhas largas foram produzidos pelo método de difusão simples em gel de sílica. Os cristais foram analisados por FTIR. Foram também estimados parâmetros cinéticos e termodinâmicos.	[116]
2010	Rajendran e Dale Keefe	Cristais de CHPD crescidos pelo método de difusão simples e cristalizados por DSC, XRD, FT-Raman e FT-IR.	[117]
	Valarmathi *et al.*	Cristais COM crescidos pelo método de difusão simples e analisados por FT-IR.	[118]

Ano	Autor	Descrição	Ref.
2011	Choubey	O extrato da casca de *Ceiba pentandra* inibiu o crescimento de cristais de MSUM cultivados pelo método de difusão simples e foram caracterizados por FT-IR, TGA e XRD.	[119]
2012	Kesavan *et al.*	O extrato do caule e do rizoma de *Costus igneus* inibiu o crescimento de cristais de COM pelo método de difusão simples. Estes cristais colhidos foram caracterizados por FT-IR, SEM e XRD.	[120]
	Salim	Cristais COM crescidos pelo método de dupla difusão e determinação das suas propriedades dieléctricas.	[121]
	Diana e George	O extrato de raiz de *Achyranthes aspera* inibiu os cristais de CHPD cultivados em gel pelo método de difusão simples.	[122]
2013		O extrato de sementes de *Ensete superbum* inibiu os cristais de CHPD cultivados em gel pelo método de difusão simples.	[19]
	Chauhan e Joshi	*Citrus medica* (sumo de fruta) e *Commiphora wightii*, *Boerhaavia diffusa* e *Rotula aquatica* (infusões de plantas) inibiram o crescimento de cristais de AMPH cultivados em gel.	[123]
2014	Vasuki e Selvaraju	Os extractos dos frutos de *Citrus limon* e *Tribulus terrestris* inibiram os cristais	[124]

		de ácido úrico crescidos pelo método de difusão simples. Estes cristais foram caracterizados por FT-IR, FT-Raman, SEM e XRD.	
	Suryawanshi e Chaudhari	Criámos cristais dendríticos e prismáticos de COM pelo método de difusão simples e dupla em gel de ágar-ágar e caracterizámos estes cristais por FT-IR, TGA e XRD.	[125]
		Foram produzidos cristais dendríticos, em forma de agulha, plaqueados, prismáticos, rectangulares e em forma de estrela por difusão simples e cristais CHPD em forma dendrítica pelo método de difusão dupla em gel de ágar-ágar. Estes cristais foram analisados por FT-IR, SEM, TGA e XRD.	[126]
		Foram produzidos cristais em forma de estrela, prismáticos e de platina por difusão simples e cristais de struvite-k em forma de haltere, estrela e platina pelo método de difusão dupla em gel de ágar-ágar. Estes cristais foram analisados por EDS, FT-IR, SEM, TGA e XRD.	[127]
2015		Cristais de CHPD dendríticos, em forma de agulha, plaqueados, prismáticos, rectangulares e em forma de estrela foram produzidos pelo método de difusão simples em gel de ágar-ágar. Os cristais foram	[128]

		analisados por estereoscópio e EDS.	
	Popalghat e Bhagat	Cristais de COM em forma de bastão alongado cultivados pelo método de difusão simples em gel de sílica e caracterizados por FT-IR e XRD.	[129]
	Ahmed *et al.*	Esferulitos de cristais de MSUM crescidos em forma de anel esférico com bandas e esferulitos compostos numa lâmina de vidro em sílica gel e observados ao microscópio composto.	[130]
	Bindhu *et al.*	O extrato do fruto de *Phyllanthus emblica* inibiu o crescimento de cristais de AMPH cultivados em gel de sílica pelo método de difusão simples. Os cristais crescidos foram caracterizados por FT-IR, SEM, TGA e XRD.	[131]
2016	Joshi	O sumo de citrinos *limon* e o extrato de sementes de *Hordeum vulgare*, o ácido cítrico e o ácido tartárico afectaram o crescimento de cristais de brushite cultivados em gel. A inibição e a redução do crescimento foram medidas por uma redução do número de anéis de Liesegang e do tamanho dos cristais crescidos.	[132]
	Selvaraju e Sulochana	O extrato de frutos de *Tribulus terrestris* inibiu o crescimento de cristais de COM cultivados em gel de sílica pelo método de difusão	[133]

		simples.	
	Muryanto *et al.*	O extrato de folhas de *Orthosiphon aristatus* inibiu o crescimento de AMPH em gel. Os cristais crescidos foram caracterizados por FT-IR, SEM e XRD.	[134]

Chaves: AMPH: fosfato de amónio e magnésio hexa-hidratado ou estruvite, CHPD: hidrogenofosfato de cálcio di-hidratado ou brushite, COD: oxalato de cálcio di-hidratado ou weddellite, COM: oxalato de cálcio mono-hidratado ou whewellite, DSC: calorimetria diferencial de varrimento, EDS: Espectroscopia de raios X por dispersão de energia, FT-IR: espetroscopia de infravermelhos com transformada de Fourier, HA: hidroxiapatite, IR: espetroscopia de infravermelhos, MSUM: urato monossódico mono-hidratado, Salitre: nitrato de potássio, Sílica gel: gel de metassilicato de sódio, TGA/DTA: análise termogravimétrica/análise térmica diferencial, Vitriol: ácido sulfúrico, XRD: difração de raios X em pó.

O percurso do modelo *in vitro* baseado em gel para a urolitíase, da visão à realidade, exemplifica o poder da inovação e da colaboração interdisciplinar no avanço da investigação médica. O sucesso deste modelo reside na sua capacidade de reproduzir fielmente as condições fisiológicas do trato urinário e no seu potencial para revolucionar a investigação da urolitíase e o desenvolvimento de medicamentos. A colaboração entre investigadores, clínicos e parceiros industriais desempenhará um papel fundamental na resposta a estes desafios e no avanço deste domínio. A natureza interdisciplinar da investigação sobre a urolitíase exige um esforço coletivo para aproveitar os conhecimentos especializados de diversos domínios, garantindo uma compreensão abrangente dos mecanismos complexos subjacentes à formação de cálculos urinários. À medida que o modelo continua a evoluir e a abordar os desafios existentes, promete fornecer conhecimentos mais profundos sobre os intrincados processos de formação e dissolução de cálculos. O percurso bem sucedido do modelo *in vitro* baseado em gel é um exemplo inspirador de como as ideias visionárias, aliadas a um esforço persistente e à colaboração, podem conduzir a avanços transformadores na compreensão e gestão de condições médicas complexas.

CAPÍTULO V

CRESCIMENTO DE CRISTAIS EM LÂMINA DE VIDRO

CRESCIMENTO DE CRISTAIS EM LÂMINA DE VIDRO

As investigações *in vitro* da nucleação, crescimento e estudos cinéticos dos componentes cristalinos nas pedras são muito importantes para estudar as diferentes fases de inibição e promoção do crescimento. No presente trabalho, os reagentes do método de difusão simples e dupla foram utilizados para desenvolver cristais de whewellite, brushite e urato utilizando metassilicato de sódio (hidrogel). A cristalização foi investigada em gel de sílica numa lâmina de vidro sob um microscópio composto. Trata-se de um estudo preliminar, sem análise quantitativa ou estatística. Agora, os autores concentram-se noutros aspectos autênticos do mesmo estudo, com base científica.

WHEWELLITE

Aparelhos e instrumentos

Microscópio binocular Nikon Eclipse E 400, Japão; Câmara digital Ricoh CX4, Japão; Lâminas de microscópio 25,4 x 76,2 (1 " x 3 ") Universal Health Care Products, China; Papel de filtro Whatman n.º 02, Whatman International Ltd., Inglaterra.

Produtos químicos e reagentes utilizados

Ácido acético (glacial) 100 % anidro, cloreto de cálcio di-hidratado, acetato de magnésio tetra-hidratado, ácido ortofosfórico 85 %, ácido oxálico di-hidratado e solução de silicato de sódio (Merck, Alemanha).

Método de crescimento de cristais

As diferentes fases de crescimento dos cristais de oxalato de cálcio foram estudadas num microscópio composto. Os cristais foram cultivados em lâminas de vidro marcadas à esquerda e à direita a 26 ± 2 °C. Foi colocada uma gota de meio de gel (pH 5,02-5,17) no meio da lâmina de vidro. Deixa-se que o meio de gel se transforme num gel de boa qualidade. A formação do gel ocorre em 05 minutos. Uma única gota de ácido oxálico 1 M foi colocada à esquerda e uma solução 1 M de cloreto de cálcio e acetato de magnésio (1: 1) foi colocada à direita do gel adequadamente formado na lâmina de vidro. A lâmina de vidro foi observada ao microscópio até estar completamente seca.

RESULTADOS E DISCUSSÃO

Foram observadas as características morfológicas e os padrões de crescimento do oxalato de cálcio mono-hidratado (COM) e do oxalato de cálcio di-hidratado (COD). O COM apresentou forma de donut, halteres, agulhas, platina, prismática; roseta, bordos redondos, forma de x, e o COD foi observado nas formas de varetas grandes alongadas e bipiramidal tetragonal. Os cristais aumentam de tamanho e, devido à colisão cristal-cristal, formam-se pequenos aglomerados, compostos apenas por pequenos cristais. Os aglomerados aumentam gradualmente de tamanho e tornam-se grandes à medida que mais e mais cristais participam na colisão cristal-cristal. Em seguida, os espaços vazios do aglomerado são preenchidos e transformam-se em esferas opacas densamente compactadas, formando agregados. Os aglomerados também possuem compostos de cristais platy dispostos em pétalas de flores, criando uma estrutura semelhante a uma flor, as rosetas. Aglomerados soltos de cadeia longa e um agregado curto e compacto são os padrões típicos dos cristais de oxalato de cálcio. Este padrão é tão importante no sentido em que, após a colisão cristal-cristal, se formam aglomerados de cadeia curta e depois de cadeia longa. Estes aglomerados são convertidos em agregados curtos e compactos e em pequenas pedras. Isto indica como e porque é que os cálculos de oxalato de cálcio são encontrados numa proporção significativa dos cálculos. Os cristais COM começaram a crescer de agulhas para platy e depois para forma prismática e outros comportamentos diferentes como cristais com arestas arredondadas, donut, platy e roseta antes de atingirem o equilíbrio. A presença de numerosos aglomerados e agregados foi comum em quase todas as observações, mostrando a contribuição máxima do oxalato de cálcio na urolitíase. Foram observados, pela primeira vez, cristais dendríticos ou arborescentes (cristais em forma de árvore). Os cristais dendríticos ou arborescentes são cristais de platina em forma de árvore com ramificações laterais dendríticas bem definidas numa ou mais direcções a partir do ponto central. Os cristais dendríticos foram observados pela primeira vez como uma fase de crescimento do

COM   (Fotografia-1).

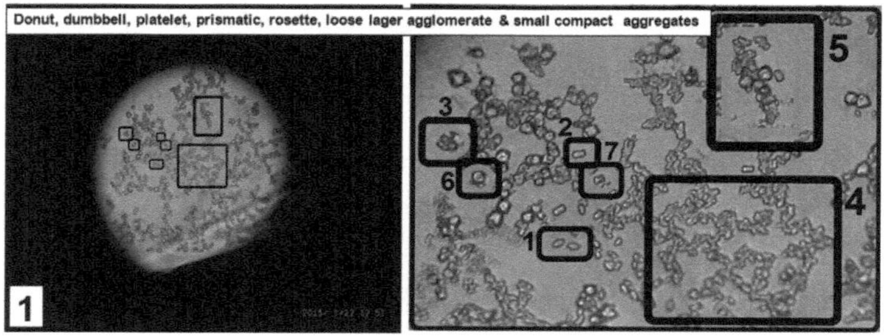

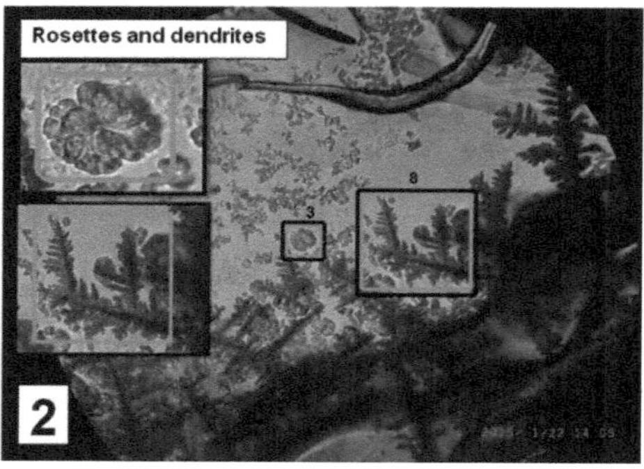

Fotografia-1: Formação de cristais COM ao microscópio composto (com uma ampliação de 10x) prismáticos(1), plaqueados ou em forma de plaquetas(2)[12]; rosetas(3), aglomerados maiores soltos(4) pequenos agregados compactos(5); rosca (6), haltere (7) [40].

BRUSHITE

Aparelhos e instrumentos

Microscópio binocular Nikon Eclipse E 400, Japão; Câmara digital

Ricoh CX4, Japão; Lâminas de microscópio 25,4 x 76,2 (1 " x 3 ")

Universal Health Care Products, China; Papel de filtro Whatman n.º

02, Whatman International Ltd., Inglaterra.

Produtos químicos e reagentes utilizados

Cloreto de cálcio di-hidratado, ácido ortofosfórico, solução de

silicato de sódio (Merck, Alemanha)

Método de crescimento de cristais

As diferentes fases de crescimento dos cristais de hidrogenofosfato

de cálcio di-hidratado (brushite) foram estudadas ao microscópio

composto. Os cristais foram cultivados numa lâmina de vidro a 26 ±

2 °C. Foi colocada uma gota de meio de gel (1,06 g / ml de solução

de metassilicato de sódio + solução de ácido ortofosfórico 1M) no

intervalo de pH de 4,99-5,09 no meio de uma lâmina de vidro.

Deixou-se que os meios de gel formassem um gel de boa qualidade.

Em seguida, a solução de cloreto de cálcio 1M foi introduzida no

gel. A lâmina de vidro foi observada até ficar queimada.

RESULTADOS

Foram observados diferentes padrões de crescimento de cristais de

CHPD, como agulhas elementares, aglomerados de agulhas, um

conjunto de agulhas com cristais platicos, placas com ramificações

espaciais, conjunto radiante de cristais platicos, forma de estrela, tetragonal bipiramidal, inicialmente com ampliações de 4x. Posteriormente, os cristais CHPD transformam-se em cristais cúbicos de oxalato de cálcio mono-hidratado (COM). Os cristais de CHPD permitem a nucleação do oxalato de cálcio mono-hidratado (COM) porque este precipita mais facilmente no ambiente urinário a um pH inferior a 6,9[16].

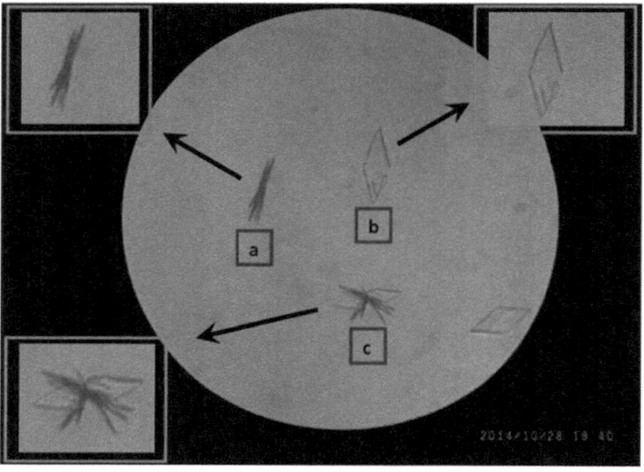

Fotografia-2.1: Formação de cristais de CHPD. (a. aglomerados de agulhas; b. cristais de platina c. agregação de cristais de platina e de agulha)

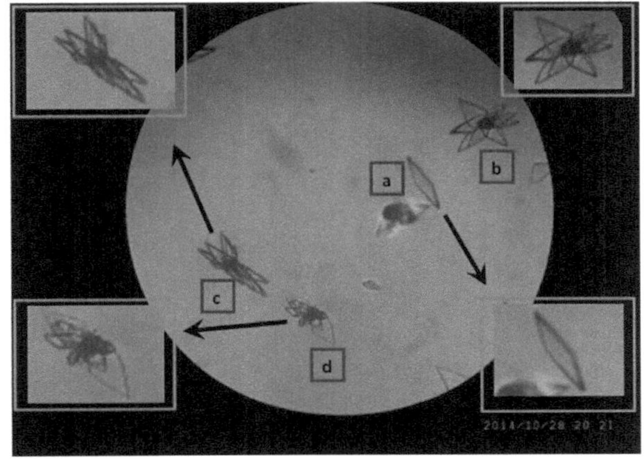

Fotografia-2.2: Formação de cristais de CHPD. (a. tetragonal bipiramidal; b. forma de estrela; c. placas com ramificações espaciais)

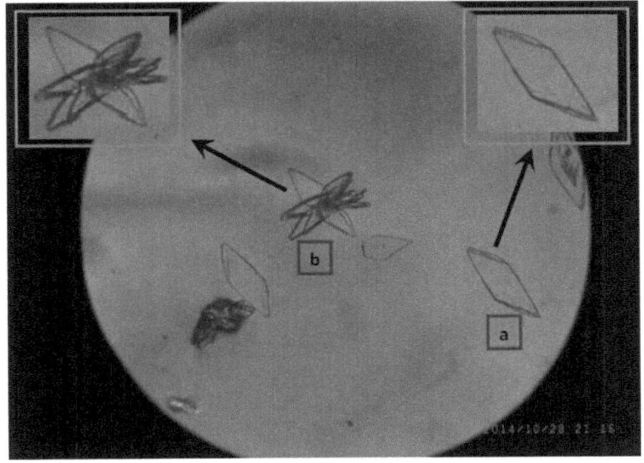

Fotografia-2.3: Formação de cristais de CHPD. (a. tetragonal bipiramidal; b. forma de estrela)

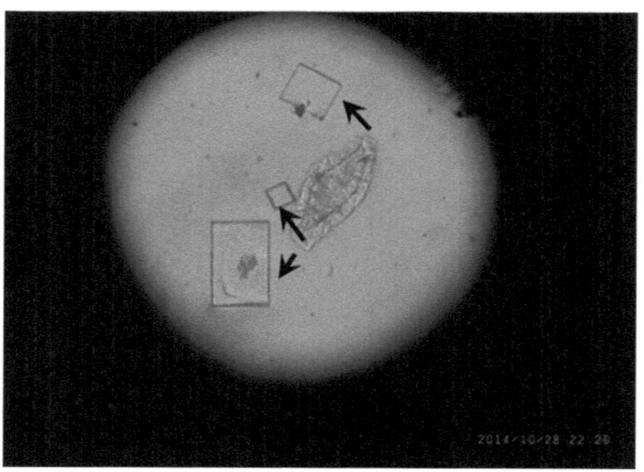

Fotografia-2.4: Conversão de cristais bipiramidais tetragonais de CHPD em cristais cúbicos de COM.

URATE

Aparelhos e instrumentos

Microscópio binocular Nikon Eclipse E 400, Japão; Câmara digital Ricoh CX4, Japão; Lâminas de microscópio 25,4 x 76,2 (1 " x 3 ") Universal Health Care Products, China; Papel de filtro Whatman n.º 02, Whatman International Ltd., Inglaterra.

Produtos químicos e reagentes utilizados.

Ácido acético (glacial) 100 % anidro, hidróxido de sódio, solução de silicato de sódio (Merck, Alemanha), ácido úrico cristalino (Sigma-U2625) (Sigma-Aldrich Chemie, Suíça).

Método de crescimento de cristais

As diferentes fases do crescimento de cristais de urato monossódico monohidratado (MSUM) foram estudadas num microscópio composto. Os cristais foram cultivados numa lâmina de vidro a 26 ± 2 °C. Foi colocada uma gota de meio de gel (pH 5,02 - 5,17) no meio da lâmina de vidro. Deixou-se que o meio de gel (solução de metassilicato de sódio + hidróxido de sódio 0,2M + ácido acético 2N) se transformasse num gel de boa qualidade. A formação do gel ocorre em 05 minutos. Deixou-se cair uma gota de ácido úrico 0,07 M no gel devidamente formado. A lâmina de vidro foi observada ao microscópio até estar completamente seca.

RESULTADOS E DISCUSSÃO

As observações da formação de cristais de urato monossódico monohidratado MSUM (esferulitos) foram efectuadas com ampliações de 10 x até à formação completa dos esferulitos (43 minutos). Os esferulitos crescem de uma forma acessível. Permanecem perfeitamente esféricos desde que não entrem em contacto uns com os outros; transformam-se em halteres. Ao mesmo tempo, mais de dois esferulitos juntam-se uns aos outros para formar compósitos. Foram observadas esferulites esféricas com bandas anelares, halteres e esferulites compostas. As esferulites continuam a crescer de forma semelhante até preencherem toda a superfície.

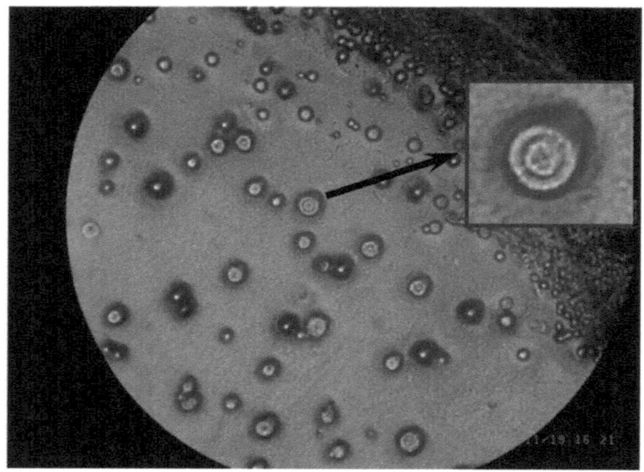

Fotografia-3.1: Formação de cristais de MSU - Esferulitos simples com faixas em forma de anel esférico são ampliados.

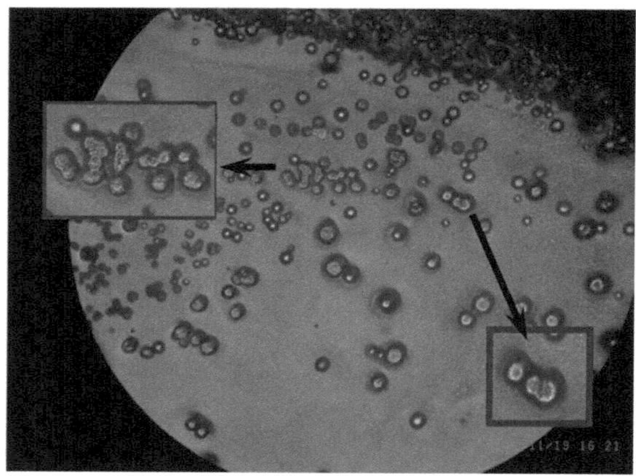

Fotografia-3.2: Formação de cristais MSU - o haltere e os esferulitos compostos são ampliados.

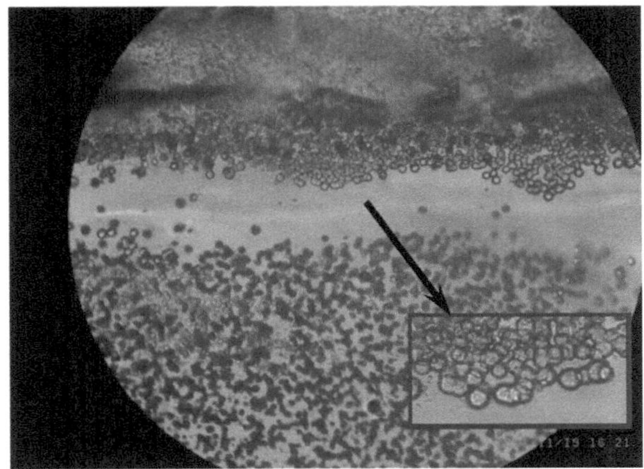

Fotografia-3.3: Formação de cristais MSU - os esferulitos compostos agregados são ampliados.

CAPÍTULO VI

ESTUDOS DE INIBIÇÃO DO CRESCIMENTO DE CRISTAIS DE WHEWELLITE

ESTUDOS DE INIBIÇÃO DO CRESCIMENTO DE CRISTAIS DE WHEWELLITE

INTRODUÇÃO

As plantas medicinais têm sido utilizadas para tratar cálculos urinários desde há muito tempo. Os medicamentos à base de plantas são muito procurados devido à sua vasta gama de propriedades terapêuticas, elevadas margens de segurança e baixo custo [6]. *Macrotyloma uniflorum* (Lam.) Verdc., *Phaseolus lunatus* Linn. e *Phaseolus vulgaris* Linn. pertencem à família Papilionaceae. As três leguminosas estão vulgarmente disponíveis no Paquistão. *A M. uniflorum* também se encontra em África, Austrália, Butão, Índia, Indonésia, Myanmar, Nepal, Filipinas e Sri Lanka. As sementes são castanhas avermelhadas claras ou profundas, com uma forma orbicular-reniforme. *A P. lunatus* é originária da América tropical e é atualmente muito cultivada em todas as regiões tropicais do mundo. As sementes são castanhas, vermelhas, roxas e pretas, com uma forma reniforme sub-rômbica. *A P. vulgaris* também é nativa da América tropical com sementes vermelhas escuras de forma reniforme. São amplamente cultivadas em regiões tropicais e temperadas [135-138]. As sementes de *M. uniflorum*[139], *P. lunatus*[140] , *P. lunatus [140]* e *P. vulgaris*[141] são relatados como possuidores de atividade antiurolítica. O presente estudo foi efectuado numa lâmina de vidro utilizando reagentes da técnica de gel de dupla difusão[108] para observar os hábitos de crescimento do oxalato de cálcio mono-hidratado (COM), oxalato de cálcio di-hidratado (COD) e a sua inibição por infusões (5 - 20 %) de *M. uniflorum* (Lam.) Verdc., *P. lunatus* Linn. e *P. vulgaris* Linn.

Material vegetal, identificação e preparação de amostras

As sementes de *M. uniflorum* (Lam.) Verdc., *P. lunatus* Linn. e *P. vulgaris* Linn. foram compradas e identificadas por um taxonomista no Departamento de Botânica da Universidade de Karachi. Os espécimes de *M. uniflorum* (Lam.) Verdc., (G.H. n.º 86483), *P. lunatus* Linn., (G.H. n.º 86451) e *P. vulgaris* Linn., (G.H. n.º 86536) foram depositados no Herbário da Universidade de Carachi. As sementes foram separadamente moídas e pulverizadas, depois passadas através de uma peneira de 600 μm e mantidas num frasco âmbar à temperatura ambiente antes de se iniciar a experiência.

Preparação da infusão

A farinha de sementes de cada planta (20 gm) foi embebida separadamente em 100 ml de água desionizada durante 24 horas para obter uma infusão de 20 %, sendo depois filtrada três vezes para obter um filtrado límpido. Foram obtidas as infusões castanho-escura

(*M. uniflorum*), castanho-clara (*P. lunatus*) e branca leitosa (*P. vulgaris*). A partir destas infusões a 20 %, foram preparadas diluições de infusões a 5, 10 e 15 %. Foram utilizadas na experiência infusões límpidas preparadas de fresco.

Método de inibição do crescimento de cristais

No caso dos estudos de inibição de cristais, foi adicionada uma gota da infusão testada no lado direito após a adição da solução de cloreto de cálcio e de acetato de magnésio.

RESULTADOS E DISCUSSÃO

As infusões de *M. uniflorum*, *P. lunatus* e *P. vulgaris* apresentaram cristais defeituosos/deformados. A presença de cristais normais e defeituosos/deformados é comparada com o grau de crescimento/inibição de cristais. A ausência de aglomerados de cadeia longa em cada tratamento (exceto 15 % M.U.) mostrou uma relação positiva com um efeito antiurolítico. Os seguintes resultados foram obtidos a partir da atividade inibidora da COM das infusões de *M. uniflorum*, *P. lunatus* e *P. vulgaris* (Tabela 2 e fotografia-4).

- **5 % M.U., P.L. e P.V.:** A lâmina de P.L. contém menos cristais em comparação com M.U. e P.V. A forma de X e as rosetas eram comuns em P.L. e M.U., enquanto que cristais em forma de donut e platy foram observados em M.U. e P.L., respetivamente. P.V. apresenta as rosetas habituais.

- **10 % M.U., P.L. e P.V.:** Neste caso, o número de cristais aumentou, sugerindo uma inibição menos eficaz do que nas infusões a 5 %. As rosetas eram comuns em M.U. e P.L., enquanto que em P.V., foram observados cristais tetragonais bipiramidais e alongados em forma de bastonete de CQO.

- **15 % M.U., P.L. e P.V.:** Aglomerados de cristais defeituosos foram observados em M.U. Donuts foram observados em P.L. O menor número de cristais foi observado em 15 % P.L. em comparação com 10 % de infusão. O P.V. mostrou cristais bipiramidais tetragonais de CQO e suas formas defeituosas.

- **20 % M.U., P.L. e P.V.:** As rosetas foram observadas em P.V., enquanto os cristais defeituosos eram proeminentes em M.U. e P.L.

As sementes de *M. uniflorum*[139], *P. lunatus*[140] e *P. vulgaris*[141] são relatados como possuindo atividade antiurolítica em maior extensão devido ao seu conteúdo de potássio e magnésio, bem como ao conteúdo de ácido fítico, que pode ajudar a proteger a formação de pedras. As antocianinas, os flavonóides e os ácidos fenólicos são referidos como antioxidantes das sementes de *M. uniflorum, P. lunatus* e *P. vulgaris.* É evidente, a partir de vários relatórios, que a ingestão regular de potássio ou magnésio acima da concentração recomendada suprime a formação de cálculos, porque o potássio promove a excreção urinária de citrato e o magnésio inibe ainda mais a formação de cristais[142]. O magnésio é também um inibidor da formação de cálculos urinários. Pode competir com o cálcio pelo oxalato e assim formar complexos com o oxalato para formar oxalato de magnésio, que é mais solúvel do que o oxalato de cálcio[143]. É ainda referido que os iões de magnésio têm a propriedade de desestabilizar os pares de iões de oxalato de cálcio, reduzindo assim o tamanho dos agregados. O efeito inibitório do ião magnésio permanece estável num ambiente ácido e sinérgico com o citrato[144]. O ácido fítico é vital na inibição da cristalização do oxalato de cálcio [145]. O papel antilitiásico do ácido fítico deve-se à sua capacidade de se ligar ao cálcio para reduzir a sua biodisponibilidade e a sua ação antioxidante. As substâncias citotóxicas com capacidade oxidativa e a hiperoxalúria induzem lesão das células tubulares renais pela produção de radicais livres devido à peroxidação lipídica nos túbulos proximais, com depleção do sistema defensivo antioxidante e falência da bomba de cálcio. O cálcio e o oxalato acumulam-se e depois precipitam na presença de fragmentos de membrana para formar cálculos[146, 147]. As lesões das células epiteliais renais na papila renal atraem a whewellite, levando à formação de cálculos renais anexados e ao desenvolvimento de cálculos papilares de whewellite. A importância da atividade antioxidante não pode ser sobrestimada na prevenção da formação de cálculos e na proteção contra lesões das membranas, evitando subsequentemente a retenção de oxalato de cálcio [146, 148].

A inibição dos cristais urinários é demonstrada em termos do seu número e morfologia. As regiões escuras da experiência mostram a aglomeração dos cristais (mais nucleação, crescimento e agregação). Os espaços entre os cristais oferecem um menor grau de aglomeração/agregação. Normalmente, os cristais regulares e defeituosos na mesma lâmina apresentam alterações morfológicas para comparar o grau de inibição. As imagens segmentadas são utilizadas para clarificar as imagens dos cristais. Os cristais de cadeia longa, soltos e agregados compactos são o padrão típico dos cristais de oxalato de cálcio. No presente estudo, os cristais agregados foram menos observados ou estavam presentes numa forma defeituosa. No entanto, após uma pesquisa cuidadosa, ficámos a conhecer o grau de inibição relativamente ao número de cristais (multidão/nuvem de cristais). São necessários mais estudos para garantir a inibição dos cristais.

CONCLUSÃO

O estudo microscópico do crescimento de cristais de oxalato de cálcio e a sua inibição por M. *uniflorum*, *P. lunatus* e *P. vulgaris,* tradicionalmente relatados, é excecionalmente simples e fornece uma análise rápida da atividade antiurolítica. No presente estudo, foram observados dendríticos como parte do crescimento de COM. O estudo dá uma imagem completa de todas as fases de crescimento da COM e da sua inibição qualitativa numa lâmina de vidro pela primeira vez. Trata-se de um estudo preliminar, sem análise quantitativa ou estatística.

Quadro 2: Tipos de cristais de oxalato de cálcio observados ao microscópio utilizando infusões a 5, 10, 15 e 20 % de *Macrotyloma uniflorum, Phaseolus lunatus* e *Phaseolus vulgaris*.

Forma de cristal	Tratamentos de infusões (percentagem)
COM	
Donuts	MU(5) ; PL(5,15)
Halteres	PV(20)
Platy	MU e PL(5)
Rosetas	MU, PL e PV(5,10)
Em forma de X	MU e PL(5)
COD	
Varas grandes alongadas	PV(10)
Tetragonal bipiramidal	PV(10,15)

Chaves: MU= *Macrotyloma uniflorum*; PL= *Phaseolus lunatus*; PV= *Phaseolus vulgaris*; COM=Oxalato de cálcio mono-hidratado; COD=Oxalato de cálcio di-hidratado.

Fotografia 4: Os efeitos inibitórios sobre os cristais de oxalato de cálcio utilizando infusões de *Macrotyloma uniflorum*, *Phaseolus lunatus* e *Phaseolus vulgaris*.

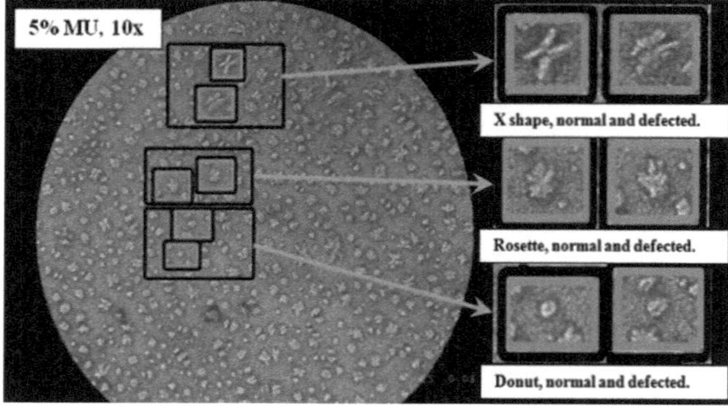

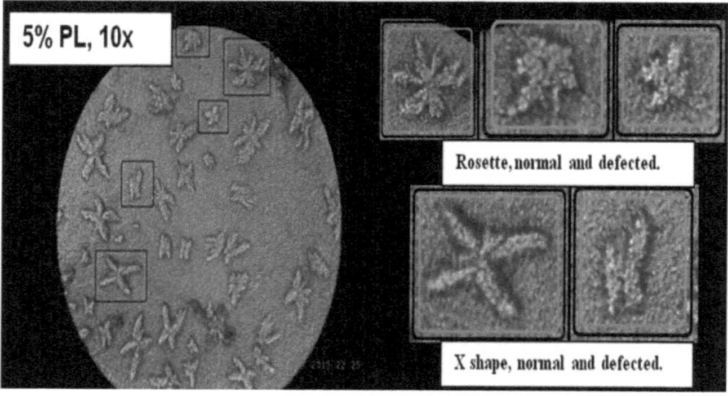

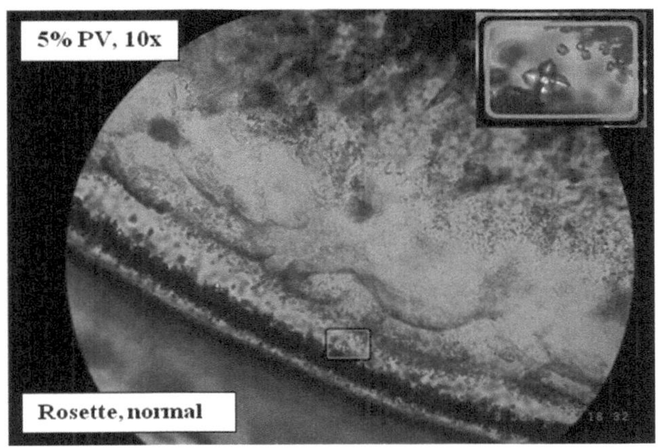

5% PV, 10x
Rosette, normal

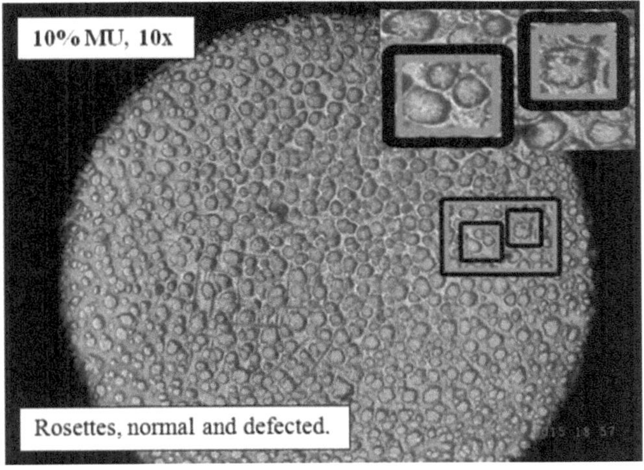

10% MU, 10x
Rosettes, normal and defected.

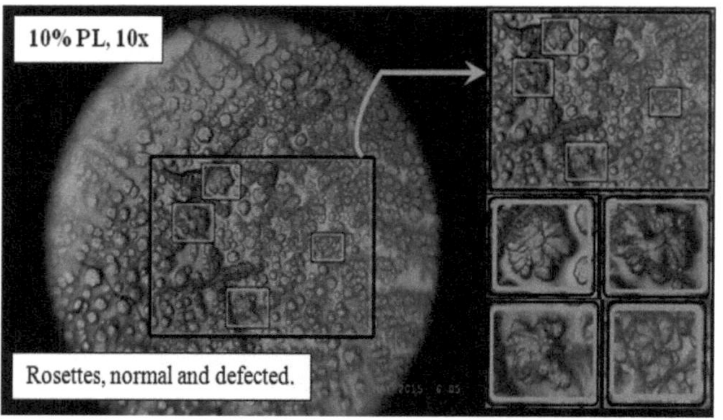

10% PL, 10x
Rosettes, normal and defected.

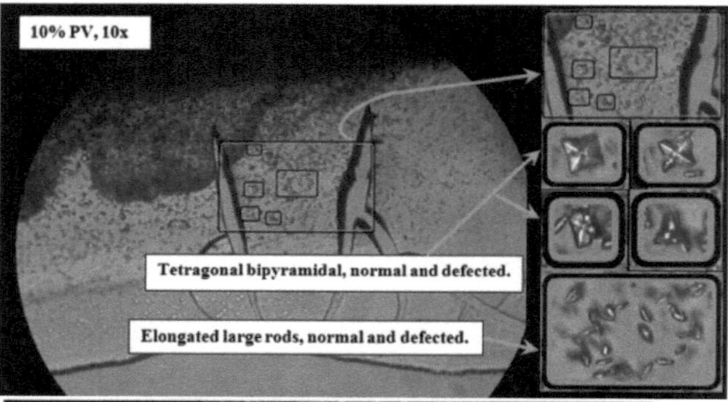

10% PV, 10x
Tetragonal bipyramidal, normal and defected.
Elongated large rods, normal and defected.

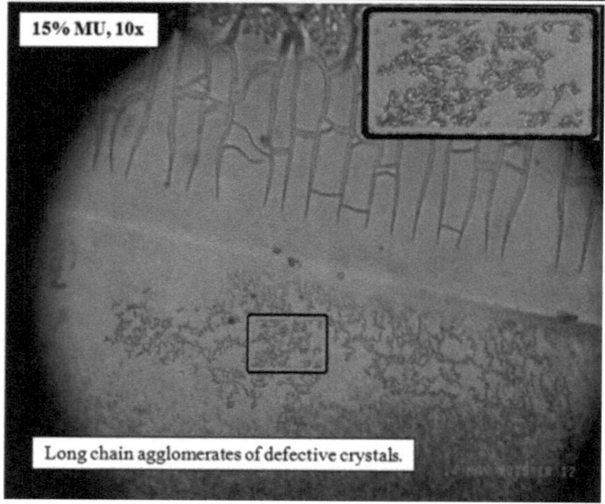

15% MU, 10x
Long chain agglomerates of defective crystals.

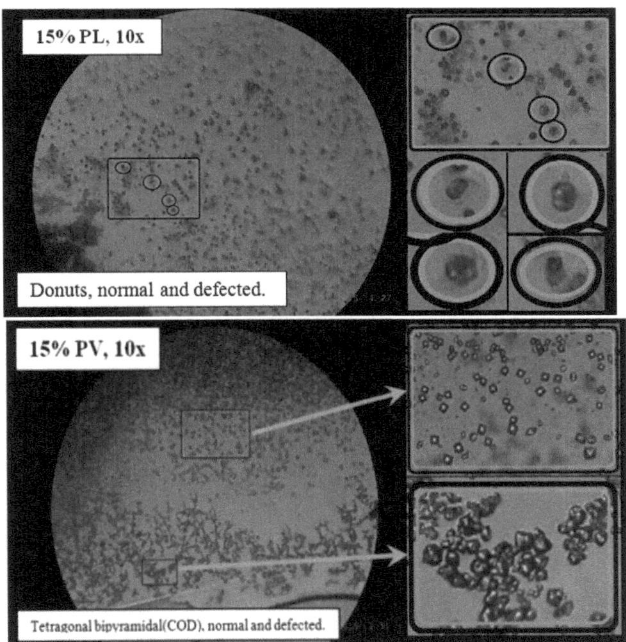

15% PL, 10x
Donuts, normal and defected.
15% PV, 10x
Tetragonal bipyramidal(COD), normal and defected.

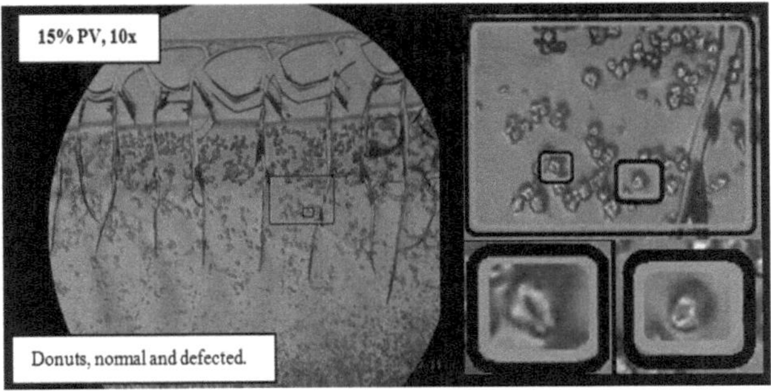

15% PV, 10x
Donuts, normal and defected.

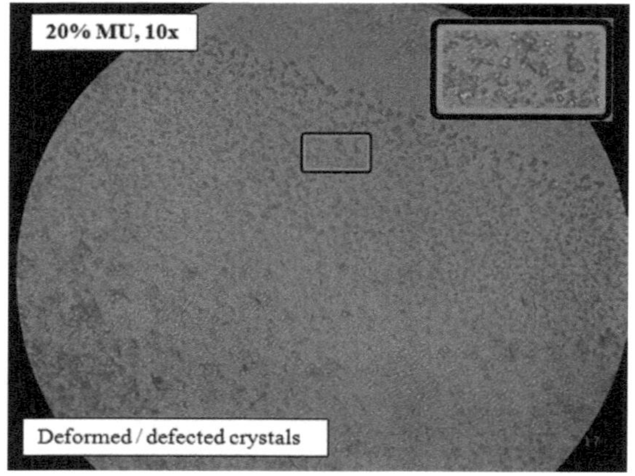

20% MU, 10x
Deformed / defected crystals

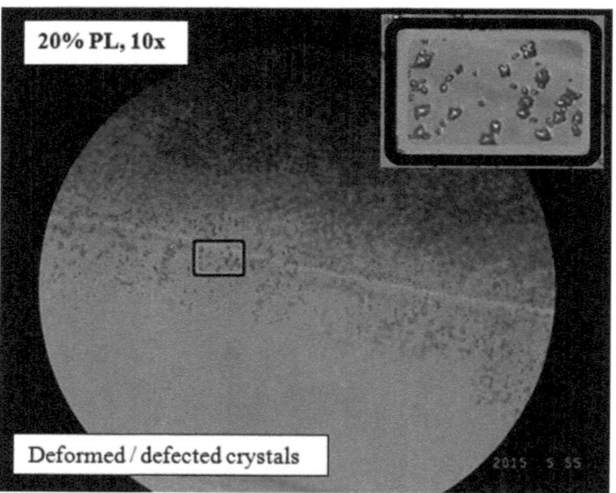

20% PL, 10x
Deformed / defected crystals

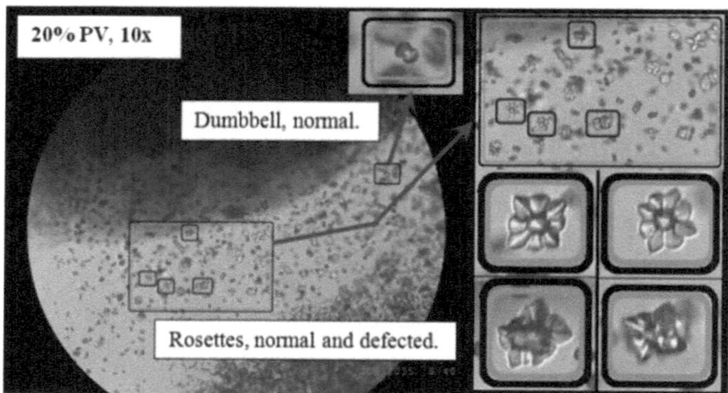

20% PV, 10x
Dumbbell, normal.
Rosettes, normal and defected.

REFERÊNCIAS

1. Khan, S., Animal *models of kidney stone formation: an analysis (Modelos animais de formação de cálculos renais: uma análise)*. Jornal Mundial de Urologia, 1997. **15**(4): p. 236-243.

2. Skolarikos, A., et al. *Urolithiasis*. in *EAU Guidelines. Edn. apresentado no Congresso Anual da EAU em Amesterdão*. 2022.

3. Alelign, T. e B. Petros, Kidney *Stone Disease: Uma atualização sobre os conceitos atuais*. Avanços em Urologia, 2018. **2018**: p. 3068365.

4. O'Kell, A.L., D.C. Grant e S.R. Khan, *Patogénese da doença do cálculo urinário de oxalato de cálcio: comparação de espécies de humanos, cães e gatos*. Urolithiasis, 2017. **45**(4): p. 329-336.

5. Chew, D.J., S.P. DiBartola, e P.A. Schenck, *Capítulo 9 - Urolitíase*, em *Canine and Feline Nephrology and Urology (Segunda Edição)*, D.J. Chew, S.P. DiBartola, e P.A. Schenck, Editores. 2011, W.B. Saunders: Saint Louis. p. 272-305.

6. Aggarwal, A., et al., *Diminuição da lesão de células epiteliais tubulares renais induzida por oxalato e inibição da cristalização de oxalato de cálcio in vitro por extrato aquoso de Tribulus terrestris*. Revista Brasileira Internacional de Urologia, 2010. **36**(4): p. 480-489.

7. Fischer, V., K. Landfester, e R. Munoz-Espi, *Estabilização de fases metaestáveis de oxalato de cálcio por oligo (ácido L-glutâmico): efeito do comprimento da cadeia peptídica*. Crystal Growth & Design, 2011. **11**(5): p. 1880-1890.

8. Wesson, J.A. e M.D. Ward, *Pathological biomineralization of kidney stones*. Elements, 2007. **3**(6): p. 415-421.

9.	Sheng, X., et al., *Adhesion at calcium oxalate crystal surfaces and the effect of urinary constituents*. Actas da Academia Nacional de Ciências dos Estados Unidos da América, 2005. **102**(2): p. 267-272.

10.	Khan, S.R. e D.J. Kok, *Modulators of urinary stone formation*. Frontiers in Bioscience, 2004. **9**(629): p. 1450-1482.

11.	Farmanesh, S., et al., *Especificidade dos inibidores de crescimento e seus efeitos cooperativos na cristalização do oxalato de cálcio monohidratado*. Jornal da Sociedade Americana de Química, 2014. **136**(1): p. 367-376.

12.	Millan, A., *Crystal morphology and texture in calcium oxalate monohydrate renal calculi*. Journal of Materials Science: Materiais em Medicina, 1997. **8**(5): p. 247-250.

13.	Chien, Y.-C., et al., *Modulação do crescimento de oxalato de cálcio di-hidratado por ligação selectiva à face cristalina de osteopontina fosforilada e péptido de poliaspartato mostrando oclusão por zonagem setorial (composicional)*. Jornal de Química Biológica, 2009. **284**(35): p. 23491-23501.

14.	Xie, B., et al., *Agregação de Fosfato de Cálcio e Fases de Oxalato na Formação de Pedras Renais*. Crystal Growth & Design, 2015. **15**(1): p. 204-211.

15.	Joseph, K., B.B. Parekh, e M. Joshi, *Inhibition of growth of urinary type calcium hydrogen phosphate dihydrate crystals by tartaric acid and tamarind*. Current Science, 2005. **88**(8): p. 1232-1238.

16.	Rajendran, K. e C.D. Keefe, *Crescimento e caraterização de cristais de hidrogenofosfato de cálcio di-hidratado a partir da técnica de gel de difusão simples.* Crystal Research and Technology, 2010. **45**(9): p. 939-945.

17. Selvaraju, R. e G. Vasuki, *Crescimento do cristal de hidrogenofosfato de cálcio di-hidratado (CHPD) e caraterização estudada pelo método espetral.* Jornal Internacional de Pesquisa Avançada Atual, 2013. **3**(10): p. 40-42.

18. Parekh, B.B. and M. Joshi, *Crystal growth and dissolution of brushite crystals by different concentration of citric acid solutions.* Indian Journal of Pure and Applied Physics, 2005. **43**(9): p. 675-678.

19. Diana, K. e K. George, *Formação de cálculos urinários: Eficácia do extrato de sementes de Ensete superbum (Roxb.) Cheesman na inibição do crescimento de cristais de hidrogenofosfato de cálcio di-hidratado.* Journal of Crystal Growth, 2013. **363**: p. 164-170.

20. Joshi, V.S., et al., *Inhibition of the growth of urinary calcium hydrogen phosphate dihydrate crystals with aqueous extracts of Tribulus terrestris and Bergenia ligulata.* Urological Research, 2005. **33**(2): p. 80-86.

21. KC, M. e S. Leslie. *Nefrolitíase por ácido úrico. [Atualizado em 2023 Out 15]. In: StatPearls [Internet]. Treasure Island (FL): StatPearls Publishing; 2024 Jan-. Disponível em: https://*www.ncbi.nlm.nih.gov/books/NBK560726/. 2023.

22. Moe, O.W., *Uric acid nephrolithiasis: proton titration of an essential molecule?* Current Opinion in Nephrology and Hypertension, 2006. **15**(4): p. 366-373.

23   . Ringertz, H., *Optical and crystallographic data of uric acid and its dihydrate.* Ata Crystallographica, 1965. **19**(2): p. 286-287.

24.   Sutor, D. e S. Scheidt, *Identification standards for human urinary calculus components, using crystallographic methods.* British Journal of Urology, 1968. **40**(1): p. 22-28.

25.   Rinaudo, C. e R. Boistelle, *The occurence of uric acids and the growth morphology of the anhydrous monoclinic modification: C 5 H 4 N 4 O 3.* Journal of Crystal Growth, 1980. **49**(3): p. 569-579.

26.   Schubert, G., et al., *Uric acid monohydrate-a new urinary calculus phase.* Urological Research, 2005. **33**(3): p. 231-238.

27.   Hesse, A., et al., *Uric acid dihydrate as urinary calculus component.* Investigative Urology, 1975. **12**(5): p. 405-409.

28.   Martillo, M., L. Nazzal, e D. Crittenden, *A cristalização do urato monossódico.* Relatório Atual de Reumatologia, 2014. **16**(2): p. 400.

29.   Perrin, C.M., et al., *Monosodium urate monohydrate crystallization.* CrystEngComm, 2011. **13**(4): p. 1111-1117.

30.   Ahmad, M.I., et al., *Urate Crystals; Beyond Joints.* Frontiers in Medicine, 2021. **8**: p. https://doi.org/10.3389/fmed.2021.649505.

31.   Grover, P.K., V.R. Marshall, e R.L. Ryall, Dissolved *urate salts out calcium oxalate in undiluted human urine in vitro: implications for calcium oxalate stone genesis.* Chemistry & Biology, 2003. **10**(3): p. 271-278.

32.   Kalkura, S.N., et al., *In-vitro crystallization of spherulites of monosodium urate monohydrate.* Journal of Materials Science: Materials in Medicine, 1995. **6**(10): p. 577-580.

33.   Karki, N. e L. SW. *Struvite and Triple Phosphate Renal Calculi. [Atualizado em 30 de maio de 2023]. In: StatPearls [Internet]. Treasure*

Island (FL): StatPearls Publishing; 2024 Jan-. Disponível em: https://www.ncbi.nlm.nih.gov/books/NBK568783/. 2023.

34. Leslie, S., S. H, e L. Nazzal. *Cystinuria. [Atualizado em 30 de maio de 2023]. In: StatPearls [Internet]. Treasure Island (FL): StatPearls Publishing; 2024 Jan-. Disponível em:* https://www.ncbi.nlm.nih.gov/books/NBK470527/. 2023.

35. Dalbeth, N., et al., *Gout.* Nature Reviews Disease Primers, 2019. **5**(1): p. 69.

36. Chhana, A., G. Lee, e N. Dalbeth, *Factores que influenciam a cristalização do urato monossódico: uma revisão sistemática da literatura.* BMC Musculoskeletal Disorders, 2015. **16**(1): p. 296.

37. Roman, Y.M., *The Role of Uric Acid in Human Health: Insights from the Uricase Gene.* Jornal de Medicina Personalizada, 2023. **13**(9): p. 1409.

38. Rosenthal, A.K. e L.M. Ryan, *Doença de Deposição de Pirofosfato de Cálcio.* New England Journal of Medicine, 2016. **374**(26): p. 2575-2584.

39. Zamora EA and N. R. *Calcium Pyrophosphate Deposition Disease. [Atualizado em 2023 Jun 20]. In: StatPearls [Internet]. Treasure Island (FL): StatPearls Publishing; 2024 Jan-. Disponível em:* https://www.ncbi.nlm.nih.gov/books/NBK540151/. 2023.

40. Grohe, B., et al., *Crystallization kinetics of calcium oxalate hydrates studied by scanning confocal interference microscopy.* Journal of Crystal Growth, 2006. **295**(2): p. 148-157.

41. Millan, A., et al., *Semi-Batch Precipitation of Calcium Oxalate Monohydrate.* Crystal Research and Technology, 1992. **27**(1): p. 31-39.

42.   Grases, F., A. Millan, e A. Conte, *Produção de oxalato de cálcio mono-hidratado, di-hidratado ou tri-hidratado.* Urological research, 1990. **18**(1): p. 17-20.

43.   Carvalho, M. e M.A. Vieira, *Alterações na morfologia dos cristais de oxalato de cálcio em função da supersaturação.* Revista Brasileira Internacional de Urologia, 2004. **30**(3): p. 205-209.

44.   Grases, F., R. Prieto, and A. Costa-Bauza, *In vitro models for studying renal stone formation: a clear alternative.* Alternativas aos animais de laboratório: ATLA, 1997. **26**(4): p. 481-503.

45.   Henisch, H.K., *Crystal growth in gels.* Helvetica Physica Ata 1968. **41**(1): p. 888-897.

46.   Patel, A. e A.V. Rao, *Crystal growth in gel media.* Boletim de Ciência dos Materiais, 1982. **4**(5): p. 527-548.

47.   Robert, M. e F. Lefaucheux, *Crystal growth in gels: principle and applications.* Journal of Crystal Growth, 1988. **90**(1): p. 358-367.

48.   Sperka, G., *Crystal growth in gels-a survey.* Progress in Colloid and Polymer Science, 1988. **77**: p. 207-210.

49.   Natarajan, S., E. Rmachandran, e D.B. Suja, *Crescimento de alguns cristais urinários e estudos sobre inibidores e promotores. II. Estudos de raios X e papel inibitório ou promotor de algumas substâncias.* Crystal Research and Technology, 1997. **32**(4): p. 553-559.

50.   Kalkura, N. e S. Natarajan, *Crystallization from gels*, em *Springer Handbook of Crystal Growth*, D. Govindhan, et al., Editores. 2010, Springer-Verlag Berlin Heidelberg: Nova Iorque.

51. Ahmed, S., M.M. Hasan, e Z. Alam, *Modelos de urolitíase in vitro: Uma avaliação da gestão profilática contra pedras nos rins.* Journal of Pharmacognosy and Phytochemistry, 2016. **5**(3): p. 28-35.

52. Kalkura, S.N. e S. Devanarayanan, *Growth of progresterone crystals in silica gel and their characterization.* Journal of Materials Science Letters, 1988. **7**(8): p. 827-829.

53. Kalkura, S.N. e S. Devanarayanan, *Crystal growth of steroids in silica gel: Testosterona.* Journal of Crystal Growth, 1989. **94**(3): p. 810-813.

54. Kalkura, S.N. e S. Devanarayanan, *Crystallization of steroids in gels.* Journal of Crystal Growth, 1991. **110**(1): p. 265-269.

55. Elizabeth, A., C. Joseph, e M. Ittyachen, *Crescimento e estudos microtopográficos de cristais de colesterol cultivados em gel.* Boletim de Ciência dos Materiais, 2001. **24**(4): p. 431-434.

56. Halberstadt, E.S., *Growth of single crystals of silver iodide in silica gel.* Nature, 1967. **216**(5115): p. 574.

57. Kratochvil, P., B. Sprusil e M. Heyrovsky, *Growth of gold single crystals in gels.* Journal of Crystal Growth, 1968. **3-4**: p. 360-362.

58. Kurz, P.F., *Algumas reacções químicas em géis de sílica: III. Formatação de cristais de tartarato ácido de potássio.* The Ohio Journal of Science 1969. **69**(5): p. 296-304.

59. Glocker, D.A. e J.F. Soest, *Growth of single crystals of monobasic ammonium phosphate in gel.* The Journal of Chemical Physics, 1969. **51**(7): p. 3143.

60. George, M.T. e V.K. Vaidyan, *An electrolytic method to grow copper dendrites and single crystals in gels.* Kristall und Technik, 1980. **15**(6): p. 653-659.

61. Arora, S., *Advances in gel growth: a review.* Progress in Crystal Growth and Characterization, 1981. **4**: p. 345-378.

62. Arora, S. e T. Abraham, *Controlled nucleation of cadmium oxalate in silica hydrogel and characterization of grown crystals.* Journal of Crystal Growth, 1981. **52**(2): p. 851-857.

63 . Bohm, J., *The history of crystal growth.* Ata Physica Hungarica, 1985. **57**(3-4): p. 161-178.

64. Bhavsar, D., *Crescimento de cristais perfeitos e imperfeitos em gel: Uma visão geral.* Avanços na pesquisa em ciências aplicadas, 2012. **3**(3): p. 1250-1254.

65. Ostwald, W., *Lehrbuch der allgemeinen Chemie.* Vol. 2. 1886: W. Engelmann.

66. Suib, S.L., *Crystal growth in gels.* Journal of Chemical Education, 1985. **62**(1): p. 81-82.

67. Liesegang, R., *Ueber einige eigenschaften von gallerten.* Naturwissenschaftliche Wochenschrift, 1896. **10**(30): p. 353-362.

68. Hatschek, E., *Die viskosität der dispersoide.* Colloid & Polymer Science (Kolloid-Zeitschrift und Zeitschrift für Polymere), 1911. **8**(1): p. 34-39.

69. Dreaper, W., *Reactions in aqueous and colloidal systems (Reacções em sistemas aquosos e coloidais).* Journal of the Society of Chemical Industry, 1913. **32**(13): p. 678-684.

70.   Holmes, H., *Formation of crystals in gels (Formação de cristais em géis)*. Journal of Franklin Institute, 1917. **184**(6): p. 743-773.

71.   Davies, E.C.H., *Anéis de Liesegang. III. O efeito da luz e da concentração de iões de hidrogénio na formação de ouro coloidal em gel de ácido silícico. Bandas rítmicas de púrpura de Cássio*. Journal of the American Chemical Society, 1923. **45**(10): p. 2261-2268.

72.   Fells, H. e B. Firth, *Change of crystal structure of some salts when crystallised from silicic acid gel-The structure of silicic acid gel*. Actas da Sociedade Real de Londres. Série A, contendo artigos de carácter matemático e físico, 1926. **112**(761): p. 468-474.

73.   Morse, H. e J. Donnay, *Calcite artificielle obtenue par diffusion dans un gel*. Bulletin de la Société Française de Minéralogie, 1931. **54**: p. 19- 23.

74.   Plank, C., *Diferenças entre géis de sílica e sílica-alumina II. Um mecanismo proposto para a gelificação e sinérese destes géis*. Journal of Colloid Science, 1947. **2**(4): p. 413-427.

75.   Frank, F.C., *The influence of dislocations on crystal growth*. Discussões da Sociedade Faraday, 1949. **5**(0): p. 48-54.

76.   Hektisch, H., J. Dennis, e J. Hanoka, *Crystal growth in gels*. Journal of Physics and Chemistry of Solids, 1965. **26**(3): p. 493-496.

77.   Kurz, P.F., *Algumas reacções químicas em géis de sílica. I, Formação de cristais de iodeto de mercúrio*. Ohio Journal of Science, 1966. **66**(2): p. 198-209.

78.   Kurz, P.F., *Algumas reacções químicas em géis de sílica II. Formação de cristais de um cloreto de mercúrio básico, HgCl2-2HgO1*. Ohio Journal of Science, 1966. **66**(3): p. 284-311.

79.   Dennis, J. e H.K. Henisch, *Nucleation and growth of crystals in gels.* Journal of The Electrochemical Society, 1967. **114**(3): p. 263-266.

80.   Březina, B. e M. Havrankova, *Crescimento de monocristais de KH$_2$ PO$_4$ em gel.* Boletim de Pesquisa de Materiais, 1971. **6**(7): p. 537-543.

81.   Banks, E., R. Chianelli, e F. Pintchovsky, *O crescimento de alguns ortofosfatos alcalino-terrosos em géis de gelatina.* Journal of Crystal Growth, 1973. **18**(2): p. 185-190.

82.   Bisaillon, S. e R. Tawashi, *Growth of calcium oxalate in gel systems.* Journal of Pharmaceutical Sciences, 1975. **64**(3): p. 458-460.

83.   Cody, R.D., *Growth and early diagenetic changes in artificial gypsum crystals grown within bentonite muds and gels.* Boletim da Sociedade Geológica da América, 1976. **87**(8): p. 1163-1168.

84.   Březina, B., M. Havránková, e K. Dušek, *O crescimento de PbHPO$_4$ e Pb$_4$ (NO)$_{32}$ (PO)$_{42}$ - 2H$_2$ O em géis.* Journal of Crystal Growth, 1976. **34**(2): p. 248-252.

85   Martin, S.A. e H. Haendler, *A modified diffusion apparatus for the growth of single crystals.* Journal of Applied Crystallography, 1978. **11**(1): p. 62.

86.   Patel, A. e A.V. Rao, *Um projeto melhorado para o crescimento de monocristais maiores e mais perfeitos em géis.* Journal of Crystal Growth, 1980. **49**(3): p. 589-590.

87.   Arend, H. e J. Connelly, *Tetramethoxysilane como agente formador de gel no crescimento de cristais.* Journal of Crystal Growth, 1982. **56**(3): p. 642-644.

88. Lefaucheux, F., M. Robert, e E. Manghi, *A comparison between gel grown and solution grown crystals-case of ADP and KDP*. Journal of Crystal Growth, 1982. **56**(1): p. 141-150.

89. Barber, P.G. e N.R. Simpson, *A clarified gel for crystal growth*. Journal of Crystal Growth, 1985. **73**(2): p. 400-402.

90. Henisch, H. e J. Garcia-Ruiz, *Crescimento de cristais em géis e formação de anéis de Liesegang: I. Relações de difusão*. Journal of Crystal Growth, 1986. **75**(2): p. 195-202.

91. Henisch, H.K., *"Growth waves" in periodic precipitation*. Journal of Crystal Growth, 1988. **87**(4): p. 571-572.

92. Cipanov, A., L. Goshka, e V. Ruzov, *Crystal growth in gel: Investigação de processos de nucleação*. Crystal Research and Technology, 1990. **25**(7): p. 737-746.

93. Chernavskii, D., A. Polezhaev, e S. Müller, *Um modelo de formação de padrões por precipitação*. Physica D: Nonlinear Phenomena, 1991. **54**(1): p. 160-170.

94. Plovnick, R.H., *Crystallization of brushite from EDTA-chelated calcium in agar gels*. Journal of Crystal Growth, 1991. **114**(1): p. 22-26.

95. Kalkura, S.N., et al., *Crystallization of uric acid*. Journal of Crystal Growth, 1993. **132**(3): p. 617-620.

96. Irusan, T., et al., *Dendritic structures of brushite in silica gel*. Journal of Crystal Growth, 1993. **130**(1-2): p. 217-220.

97. Chopard, B., P. Luthi, e M. Droz, *Microscopic approach to the formation of Liesegang patterns*. Journal of Statistical Physics, 1994. **76**(1-2): p. 661-677.

98.   Girija, E., S.N. Kalkura, e P. Ramasamy, *Crystallization of cystine.* Journal of Materials Science: Materials in Medicine, 1995. **6**(11): p. 617-619.

99.   Srinivasan, N. e S. Natarajan, *Crescimento de alguns cristais urinários e estudos sobre inibidores e promotores. I. Normalização de parâmetros para o crescimento de cristais e caraterização de cristais.* Indian Journal of Physics 1996. **70**: p. 563-568.

100. Garcia-Ruiz, J., et al., *Role of gravity in the formation of Liesegang patterns.* The Journal of Physical Chemistry, 1996. **100**(21): p. 8854-8860.

101. Sivakumar, G., et al., *Cristalização e caraterização de fosfatos de cálcio: brushite e monetite.* Crystal Research and Technology, 1998. **33**(2): p. 197-205.

102. Ramachandran, E. e S. Natarajan, *Crystal Growth of some urinary stone constituents: I. Cristalização in-vitro de L-Tirosina e sua caraterização.* Crystal Research and Technology, 2002. **37**(11): p. 1160-1164.

103. Ramachandran, E. e S. Natarajan, *Crescimento cristalino de alguns constituintes de cálculos urinários: II. Cristalização in-vitro do ácido hipúrico.* Crystal Research and Technology, 2002. **37**(12): p. 1274-1279.

104. Joshi, V.S. and M.J. Joshi, *FTIR spectroscopic, thermal and growth morphological studies of calcium hydrogen phosphate dihydrate crystals.* Crystal Research and Technology, 2003. **38**(9): p. 817-821.

105. Ramachandran, E. e S. Natarajan, *Crescimento cristalino de alguns constituintes de cálculos urinários: III. Cristalização in-vitro da L-*

cistina e sua caraterização. Crystal Research and Technology, 2004. **39**(4): p. 308-312.

106. Kalkura, S.N., et al., *Investigações sobre a síntese e cristalização de hidroxiapatite a baixa temperatura*. Bio-medical Materials and Engineering, 2004. **14**(4): p. 581-592.

107. Ramachandran, E. e S. Natarajan, *Hábitos de crescimento do ácido hipúrico em gel*. Crystal Research and Technology, 2005. **40**(8): p. 765-767.

108. Joshi, V., et al., *Extractos de ervas de Tribulus terrestris e Bergenia ligulata inibem o crescimento de cristais de oxalato de cálcio mono-hidratado in vitro*. Journal of Crystal Growth, 2005. **275**(1): p. e1403-e1408.

109. Sundaramoorthi, P. e S. Kalainathan, *Crescimento cristalino de alguns constituintes de cálculos renais: I. Cristalização in vitro de elementos vestigiais e seus estudos de caraterização*. Journal of Minerals and Materials Characterization and Engineering, 2007. **6**(01): p. 17-24.

110. Kanchana, G., et al., *Estratégia de redução da nucleação de cristais de (Brushite) CHP em meios SMS e seus estudos de caraterização*. Jornal de Minerais e Materiais Caracterização e Engenharia, 2008. **7**(1): p. 49-57.

111. Chauhan, C.K., et al., *Growth and characterization of struvite crystals (Crescimento e caraterização de cristais de estruvite)*. Indian Journal of Pure & Applied Physics, 2008. **46**(7): p. 507-512.

112. Chauhan, C. e M. Joshi, *inibição do crescimento de cristais de estruvite na presença de sumo de Citrus medica Linn.* Urological Research, 2008. **36**(5): p. 265-273.

113. Parekh, B., M. Joshi, e A. Vaidya, *Caracterização e estudo inibitório de cristais de hidroxiapatita cultivados em gel a temperatura fisiológica.* Journal of Crystal Growth, 2008. **310**(7): p. 1749-1753.

114. Parekh, B., et al., *Estudos de crescimento e inibição in vitro de cristais de urato monossódico monohidratado por diferentes extractos de ervas.* Jornal Americano de Doenças Infecciosas 2009. **5**: p. 232-237.

115. Chauhan, C., M. Joshi, e A. Vaidya, *Inibição do crescimento de cristais de estruvite na presença de extrato de ervas Commiphora wightii.* Jornal de Ciência dos Materiais: Materiais em Medicina, 2009. **20**(1): p. 85-92.

116. Madhurambal, G., R. Subha, e S. Mojumdar, Cristalização *e caraterização térmica de cristais de hidrogenofosfato de cálcio di-hidratado.* Jornal de Análise Térmica e Calorimetria, 2009. **96**(1): p. 73-76.

117. Rajendran, K. e C. Dale Keefe, *Crescimento e caraterização de cristais de hidrogenofosfato de cálcio di-hidratado a partir da técnica de gel de difusão simples.* Crystal Research and Technology, 2010. **45**(9): p. 939-945.

118. Valarmathi, D., L. Abraham e S. Gunasekaran, *Crescimento de cristal de oxalato de cálcio mono-hidratado pelo método de gel e sua análise espectroscópica.* Jornal Indiano de Física Pura Aplicada, 2010. **48**: p. 36-38.

119. Choubey, A., *Estudos in vitro de crescimento e inibição de Ceiba pentandra em cristais de urato monossódico monohidratado.* Pharmacology online, 2011. **2**: p. 650-656.

120. Kesavan, M., et al., *Avaliação in vitro dos cristais de oxalato de cálcio mono-hidratado influenciados pelo extrato aquoso de Costus igneus.* Scandinavian Journal of Urology and Nephrology, 2012. **46**(4): p. 290-297.

121. Salim, M.A., *As características, propriedades dieléctricas e morfologia da superfície de monocristais de oxalato de cálcio mono-hidratado crescidos em sílica gel.* Journal of Chemical, Biological and Physical Sciences (JCBPS), 2012. **2**(2): p. 962-967.

122. Diana, K. e K. George, *Estudos in-vitro sobre a propriedade antilítica de Achyranthes aspera L. var. aspera. Hook. f.* Journal of Pharmacy Research, 2012. **5**(8): p. 4366-4370.

123. Chauhan, C.K. e M.J. Joshi, *cristalização in vitro, caraterização e estudo de inibição de crescimento de cristais de estruvita do tipo urinário.* Journal of Crystal Growth, 2013. **362**: p. 330-337.

124. Vasuki, G. e R. Selvaraju, *Crescimento e caraterização de cristais de ácido úrico.* Revista Internacional de Ciência e Pesquisa, 2014. **3**(8): p. 696-699.

125. Suryawanshi, V. e R. Chaudhari, *Crescimento e estudo de cristais de oxalato de cálcio mono-hidratado micro-cristalino por sistema de gel de ágar.* Arquivos de Pesquisa em Física, 2014. **5**(2): p. 38-44.

126. Suryawanshi, V.B. e R.T. Chaudhari, *Crescimento e caraterização de cristais de brushite cultivados em gel de ágar.* Indian Journal of Materials Science, 2014: p. 6.

127. Suryawanshi, V.B. e R.T. Chaudhari, *Síntese e caraterização de cristais de Struvite-k por gel de ágar.* Journal of Crystallization Process and Technology, 2014. **4**(04): p. 212-224.

128. Suryawanshi, V. e R. Chaudhari, *Efeito dos parâmetros do gel na nucleação e crescimento de cristais de brushite em gel de agar-agar.* Weekly Science Research Journal, 2015. **3**(25): p. 1-5.

129. Popalghat, S. e A. Bhagat, *O estudo do crescimento de cristais de whewelite em meios de gel.* Jornal Internacional de Pesquisa Científica Recente, 2015. **6**(2): p. 2587-2589.

130. Ahmed, S., M. Hasan e Z. Mahmood, *Estudo microscópico in vitro dos padrões de crescimento dos cristais de urato monossódico monohidratado.* Jornal de Inovação Farmacêutica e Científica, 2015. **4**(6): p. 295-297.

131. Bindhu, B., A. Swetha, e K. Veluraja, *Estudos sobre o efeito do extrato de Phyllanthus emblica no crescimento de cristais de estruvite do tipo urinário invitro.* Clinical Phytoscience, 2015. **1**: p. 3.

132 . Joshi, V., *Efeito de soluções sobrenadantes na formação de anéis de Liesegang.* Jornal Internacional de Pesquisa Inovadora em Ciência, Engenharia e Tecnologia, 2016. **5**(1): p. 1027-1031.

133. Selvaraju, R. e S. Sulochana, *Estudos de crescimento e inibição in vitro de Tribulus terrestris em cristais de oxalato de cálcio mono-hidratado.* Revista Internacional de Ciência e Pesquisa, 2016. **5**(6): p. 83-87.

134. Muryanto, S., S. Sutanti, e M. Kasmiyatun, *Inibição do crescimento de cristais de estruvite na presença de extrato de ervas Orthosiphon aristatus BL. MIQ.* MATEC Web of Conferences, 2016. **58**: p. 01013.

135. Nasir, E. e S.I. Ali, *Flora of Pakistan.* Vol. 100 Papilionaceae. 1977. 1-389.

136. Aniszewski, T., A.-L. Karttunen, e H. Hyvarinen, *Structure of Phaseolus lunatus testa at its central point.* Ata Biologica Cracoviensia Series Botanica, 2006. **48**(1): p. 69-76.

137. Chauhan, J., et al., *Morfologia e influência de várias substâncias de crescimento vegetal na germinação e no crescimento inicial de plântulas em Macrotyloma uniflorum (Lam.).* Journal of American Science, 2009. **5**(6): p. 43-50.

138. Giurcă, D., *Morphological and phenological differences between the two species of the Phaseolus genus (Phaseolus vulgaris and Phaseolus coccineus).* Cercetari Agronomica in Moldova, 2009. **42**(2): p. 39-45.

139. Das, I., et al., *Inibição e dissolução in vitro de oxalato de cálcio por extractos de plantas comestíveis Trianthema monogyna e de pulso Macrotyloma uniflorum.* Journal of Crystal Growth, 2005. **273**(3): p. 546-554.

140. Murray, M.T. e J. Pizzorno, *The Encyclopedia of Natural Medicine Third Edition2012*, Nova Iorque: Simon and Schuster Incorporation.

141. Duke, J.A., *Duke's handbook of medicinal plants of Latin America2008*, Boca Raton, Florida: Taylor & Francis Group,LLC.

142. Johri, N., et al., *An update and practical guide to renal stone management.* Nephron Clinical Practice, 2010. **116**(3): p. c159-c171.

143. Basavaraj, D.R., et al., *The role of urinary kidney stone inhibitors and promoters in the pathogenesis of calcium containing renal stones.* Série de actualizações da EAU-EBU, 2007. **5**(3): p. 126-136.

144. Reungjui, S., et al., *Magnesium status of patients with renal stones and its effect on urinary citrate excretion.* BJU International, 2002. **90**(7): p. 635-639.

145. Grases, F. and A. Costa, *Phytate (IP6) is a powerful agent on preventing calcification in biological fluids. Utilidade no tratamento da litíase renal.* Anticancer Research, 1999. **19**(5): p. 3717-3722.

146. Selvam, R., *Calcium oxalate stone disease: role of lipid peroxidation and antioxidants.* Urological Research, 2002. **30**(1): p. 35-47.

147. Huang, H.-S., et al., *Lipid peroxidation and its correlations with urinary levels of oxalate, citric acid, and osteopontin in patients with renal calcium oxalate stones.* Urology, 2003. **62**(6): p. 1123-1128.

148. Grases, F., et al., *Fitoterapia e cálculos renais: o papel dos antioxidantes. Um estudo piloto em ratos Wistar.* Urological Research, 2009. **37**(1): p. 35-40.

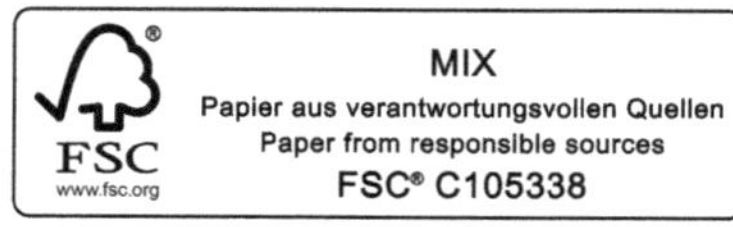

Printed by Books on Demand GmbH, Norderstedt / Germany